내 몸과 마음을 여는
비니요가의 비밀

내 몸과 마음을 여는 비니요가의 비밀

발행일   2018년 1월 3일

지은이   리다 김
펴낸이   손 형 국
펴낸곳   (주)북랩
편집인   선일영   편집   권혁신, 오경진, 최예은, 오세은
디자인   이현수, 김민하, 한수희, 김윤주   제작   박기성, 황동현, 구성우
마케팅   김회란, 박진관, 김한결
출판등록   2004. 12. 1(제2012-000051호)
주소   서울시 금천구 가산디지털 1로 168, 우림라이온스밸리 B동 B113, 114호
홈페이지   www.book.co.kr
전화번호   (02)2026-5777   팩스   (02)2026-5747

ISBN   979-11-5987-858-9 13510 (종이책)   979-11-5987-859-6 15510 (전자책)

이 도서의 국립중앙도서관 출판예정도서목록(CIP)은 서지정보유통지원시스템 홈페이지(http://seoji.nl.go.kr)
와 국가자료공동목록시스템(http://www.nl.go.kr/kolisnet)에서 이용하실 수 있습니다.
(CIP제어번호 : CIP2018000105)

(주)북랩 성공출판의 파트너

북랩 홈페이지와 패밀리 사이트에서 다양한 출판 솔루션을 만나 보세요!

홈페이지 book.co.kr • **블로그** blog.naver.com/essaybook • **원고모집** book@book.co.kr

미국 비니요가 공인강사 리다 김의 티칭 시크릿

내 몸과 마음을 여는
비니요가의 비밀

리다 김 지음

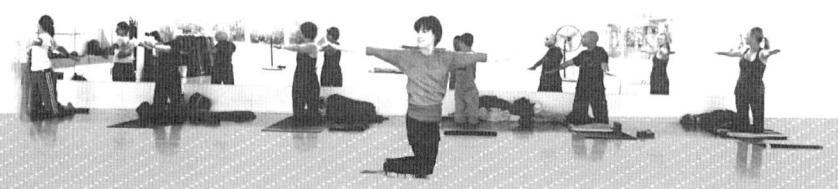

"포즈가 아닌 사람을 가르친다"

완벽한 폼을 완성하기보다 개인에게 맞는 동작으로
몸의 기능을 향상시키는 비니요가 가이드 북

북랩 book Lab

시작하며

안델스 에릭슨은 자신의 책에서 사람들이 생각한 것과는 달리 '의식적인 노력' 없이는 20년 경력의 의사가 5년 경력의 의사보다 분명코 유능하거나 실력이 낫지 않을 수 있다는 연구 결과를 보여준다. 나는 요가를 내 인생의 후반전을 같이 보낼 동반자이자 친구로 결정내린 후부터 단 한 시간도 수업을 소홀히 하거나 대충해 본 적이 없고 공부를 게을리하지 않았다. 사실 나는 미국에서 요가를 가르친 지 10년이 되지 않은 아직 갈 길이 먼 수련자이지만 언제나 '의식적인 노력'을 했기에 50이 훌쩍 넘은 늦은 나이에 미국 요가 자격증을 따고 주류 사회에서 당당히 신나게 지치지 않고 요가를 가르치고 있다.

이 책은 내가 그동안 어떻게 미국 요가 자격을 땄는지, 주류사회에 들어가기 위해 어떻게 노력했는지, 현재 어떤 방법으로 수업을 진행하고 있는지에 대한 총 정보가 세세하고 친절하게 다 들어 있는 **꿈의 교과서이자 교사용 가이드 북**이라고 할 수 있다.

내가 요가 선생을 위한 교사용 지도서를 쓰기로 작정한 이유는 크게 두 가지다. 첫째, 요가는 지식으로 가르칠 수 없기 때문이고 둘째, 요가 포즈를 아름답게 만들어 낸다는 것과 요가를 잘 가르치는 것은 전혀 다른 분야이므로 수업 관리와 티칭 기술, 제대로 된 시퀀스가 필요하다고 느꼈기 때문이다. 하지만 대부분의 강사 과정에서 이 내용을 자세히 다루지 않고 있기 때문에 많은 요가 선생들이 자격은 많지만 실제 수업경영에서 어려움을 겪고 있을 걸로 예상되어 내가 미국에서 배우고 익힌 비법을 알려주고 싶었다. 또한 모든 교과목을 가르치는 교사에게는 교사용 지도서가 있어서 현장에서의 수업진행을 도와주는 데 반해 한국 요가 강사는 자격 취득 후에 도움 받을 수 있는 가이드 북이 없는 게 현실이다. 그래서 한국의 요가 강사들이 요가 전반에 대한 지식을 다시 한 번 일깨우고 수업관리 능력을 업그레이드할 수 있는 기회를 책을 통해 제공하고 싶었다.

미국에서는 오랜 병원생활을 하는 사람부터 올림픽 선수까지 누구나 할 수 있는 치료 접근적이며 맞춤형 요가인 비니요가(Viniyoga)가 핫 트렌드(Hot Trend)로 현재 매우 인기를 끌고 있으며 많은 사람들이 비니요가에 매료되어 관심을 가지고 수련하고 있다. 한국에서도 그동안 비니요가에 대한 관심이 증가하면서 비니요가의 교과서라 할 수 있는 게리 크래프트소우(Gary Kraftsow)의 책이 번역·출간되어 있지만 한국인의 정서에 맞는 요가 선생용 책들은 전무한 실정이므로 필자가 그동안 미국에서 배우고 가르치면서 실전에서 경험한 비니요가의 모든 내용과 노하우를 이 책에 담았다.

미국에서 나와 함께 일하는 요가 선생들은 결혼해서 임신하면 '임산부 요가(Prenatal Yoga)'를 가르침으로써 학생들에게 자신이 요가와 함께 얼마나 임신기간을 잘 보내고 있는지를 체험적으로 보여주고, 아이를 출산하면 '아이와 함께 하는 요가(Mommy and Baby

Yoga)'를 가르치면서 자신의 아이와 함께 요가를 즐기며, 아이가 커가면 키즈 요가(Kids Yoga), 틴스 요가(Teens Yoga)를 그리고 자신이 나이가 들면 시니어 요가(Senior Yoga)를 가르치므로 평생을 요가와 함께 살아가며 정년이 없다. 또 많은 요가 선생들이 자신이 하고 있는 일과 요가 티칭을 병행하며 스스로가 요가를 즐기면서 살아간다.

세계적으로 가장 유명한 요가 선생 중의 하나인 아딜 팔키발라(Aadil Palkhivala)는 *"요가는 몸을 만드는 것이 아니라 인생을 만들어 가는 것이며, 당신이 지금까지 무슨 일을 했는가가 중요치 않고 앞으로 어떤 사람이 되어 가는가에 관심을 갖는다"*고 말하며 요가가 곧 삶임을 강조했다.

그러나 한국에서의 요가 선생은 미국에서처럼 롱런(Long Run)하지 못하고 수명이 길지 않은 거 같다. 그것은 요가 정신이 추구하는 웰빙의 삶을 요가 선생이 직접 보여주지 못하기 때문이다. 몸을 만들어내고 뷰티에 치중한 육체적 에너지 소모를 많이 하다 보니 요가를 자신의 삶 속으로 끌어오지 못한 채 육체적, 심리적 에너지 고갈(Burnout)과 요가부상을 경험하는 것이다.

그러므로 요가에 관심이 있고, 선생이 되려고 준비하는 학생들과 현장에서 활발히 활동하는 요가 선생들이 다음 9가지 질문 중 한 가지라도 "Yes"라고 대답한다면 이 책을 펼쳐보길 권한다.

1. 수업 현장에서 바로 활용할 수 있는 실용적 교사용 지도서가 필요한가?
2. 수업에 필요한 필수 요가지식을 쉽게 이해하고 싶은가?

3. 학생들의 건강과 웰빙을 위하고 아사나 효과를 극대화시키며 과학적인 비니요가 시퀀스(Viniyoga Sequence) 짜는 요령을 알고 싶은가?

4. 수업의 질을 한 단계 업그레이드하고 싶은가?

5. 능력 있고 차별화된 요가 선생이 되고 싶은가?

6. 평생 직업으로 정년 없는 요가 선생을 하고 싶은가?

7. 학생들에게 존경 받는 요가 선생이 되고 싶은가?

8. 요가 부상으로부터 자신과 학생들을 보호하고 싶은가?

9. 요가 선생의 윤리에 대해 알고 싶은가?

이를 위한 Yoga Teaching Secrets을 이 책에 담았다.

요가는 인도에서 수천 년 전에 시작됐지만 실제로 모던 요가가 전세계로 알려진 것은 미국에서의 이론정립과 책 그리고 교육보급의 영향력이라고 볼 수 있다. 비니요가(Viniyoga)를 미국현지에서 가르치고 있는 나의 생생한 경험이 담긴 이 책을 통해 요가를 사랑하고, 요가를 잘 가르치고 싶고, 요가와 함께 살아가고 싶은 이들이 부디 요가와 함께 행복하고 건강하게 웰빙하기를 진심으로 바라는 마음이다.

2018년 1월

리다 김 *Lida Kim*

차례

시작하며 **04**

01
미국 비니요가와의 첫 만남
인생 후반기, 미국으로 결정하다 **16**

좌충우돌 미국 정착기 **25**

비니요가(Viniyoga)를 경험하다 **27**

02
미국 요가 강사로의 첫걸음
비니요가 강사 과정에 등록하다 **32**

비니요가에 대한 깊이 있는 공부 **35**

드디어 미국에서 요가 선생이 되다 **41**

영어에 대한 두려움 극복 **50**

03
미국에서 요가 선생이 되고 싶다면
미국의 요가 강사 자격 조건과 보수 **60**

미국 요가 강사가 되는 과정 **60**

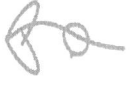

PART
02

SCIENCE
OF
YOGA

01
요가란 무엇인가?

요가의 정의 **68**

요가의 종류 **74**

요가의 스타일 **76**

02
비니요가

비니요가의 기원 **79**

비니요가의 4가지 차별성 **81**

03
아사나 동작에서 효과를 극대화하는 방법

아사나 수련의 전통적 목표 **86**

아사나 동작에 따른 호흡법 **92**

아사나 수련을 위한 기본 지침 **94**

아사나 동작별 올바른 자세법과 포즈 예시 **95**

- 포워드 밴드, 백 밴드, 트위스트, 사이드 밴드,

  인버전, 밸런스, 익스텐션

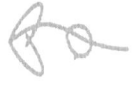 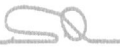

04
시퀀싱

요가 시퀀스의 정의 124

시퀀스 커브 126

비니요가 시퀀스에서 동작의 진행 방향 131

시퀀스 짤 때 고려해야 할 점 134

일반적 시퀀스에서 유의할 점 140

비니요가 시퀀스의 흐름 143

시퀀스 준비: T 도표 그리기 155

수업에서 흔히 일어나는 요가 시퀀스 오류 158

PART
03

THE
SECRETS
OF
TEACHING
YOGA

01
요가 수업의 전략과 경영

진정성은 힘이 있다 165

두 가지 티칭 전략을 활용하라 166

거울효과(Mirroring)를 활용하라 166

계속 같은 말을 반복하지 말라 167

학생 모두를 시야에서 놓치지 말라 167

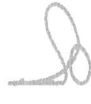

요가 수업은 요가 선생의 수련 시간이 아니다 **169**

데모를 할 것인지 안 할 것인지 결정하라 **169**

단어를 신중하게 선택하라 **172**

목소리는 소중한 자원이다 **173**

수업은 시간관리가 제일 중요하다 **175**

학생들을 계속 관찰하라 **177**

학생들이 따라오지 못할 때는 이렇게 하자 **179**

실수를 두려워하지 말라 **180**

포즈가 아닌 사람을 가르쳐라 **181**

요가는 지극히 개별운동이다 **182**

학생들의 말을 경청하라 **184**

다른 선생의 수업을 참관해보라 **185**

02
학생들의 주의를 사로잡는 좋은 선생 되기

어떻게 학생들의 주의를 사로잡을 것인가? **186**

학생들이 좋아하는 요가 선생 **192**

학생들이 싫어하는 요가 선생 **195**

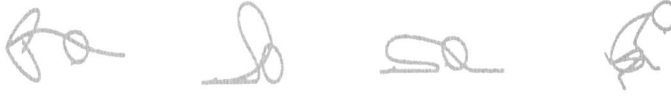

03
학생과의 1:1 상담 시 질문과 요가 처방
– 판차마야 꼬샤 모델을 중심으로

아나마야 꼬샤 질문과 요가 처방(신체적 몸) **200**

쁘라나마야 꼬샤 질문과 요가 처방(생명, 에너지의 몸) **201**

마노마야 꼬샤 질문과 요가 처방(마음, 감정의 몸) **207**

비즈나나마야 꼬샤 질문과 요가 처방(지혜, 통찰력의 몸) **208**

아난다마야 꼬샤 질문과 요가 처방(기쁨, 축복의 몸) **209**

PART
04

WORK
SMARTER
NOT
HARDER

01
요가 선생 만성피로 증후군

요가 선생의 에너지 고갈 증상(Burnout) **214**

에너지 고갈에서 벗어나는 9가지 방법 **216**

02
요가 부상, 천골 통증의 위험

요가 부상으로부터 학생과 내 몸 보호하기 **225**

요가에서 천골(Sacrum)이 왜 강조되나요? **233**

천장관절 증후군(SI Joint Syndrome)을 유발하는
요가 자세들과 해결책 **237**

03
요가 선생 윤리

권위 있는 자신의 위치를 지켜라 **243**

사적인 정보를 보호하라 **244**

자신의 요가 계보와 스타일을 존중하라 **245**

지속적인 자기 계발을 하라 **245**

통합적 마케팅을 하라 **246**

PART 01

DREAM COMES TRUE

마음 깊은 곳에서 꿈틀대는 꿈이 있거든 움직여라! 가만히 한 장소에 짱 박혀 있어서는 남은 인생을 결코 변화시킬 수 없다. 한발짝을 떼서 앞으로 걸어 나오라! 강의도 듣고 책도 읽고 세미나도 참석하면서 계속 내 안의 잠재력을 끄집어 내라! 외롭고 두렵고 의심 가는, 아무도 없는 나만의 오솔길을 걸어가노라면 웃을 일도 생기고(Laugh) 때론 울기도(Cry) 할 것이다. 그러나 땀 흘리고 노력하는 것을(Sweat) 멈추지 않으면 끝까지 가겠다는 스스로의 서약(Swear)이 당신을 목표지점까지 데려다 줄 것이다.

01
미국 비니요가와의 첫 만남

인생 후반기, 미국으로 결정하다

월요일 아침, 5시 15분에 눈을 뜬다. 시애틀의 겨울은 매일 비가 온다. 오늘도 창문을 내다 보니 추적추적 비가 내리고 있다. 여느 때와 마찬가지로 요가를 가르치러 가기 전 명상방석에 앉아 눈을 감고 조용히 호흡을 바라본다. 점점 상념이 잦아들고 마음이 고요해진다. 서서히 몸에서 일어나는 미세한 현상들을 관조함으로써 지혜와 통찰력을 얻는 위빠사나(Vipassana) 명상이 깊어간다. 나는 내가 누군지를 잊는다. 내가 어디에 있는지를 잊고 지금이 몇 시인지를 잊고 다만 현재 이 순간에 존재할 뿐이다. *"아닛챠(Anicca, Impermanence, Change)!"*, *"모든 것은 일어났다 이내 곧 사라진다. 영원한 것은 없고 변화한다"*라고 가르쳐주신 고엥까(S. N. Goenka) 스승님의 목소리가 들리는 듯하다. 내 생각은 정지되고 몸과 마음은 깨어 있으면서도 깊은 쉼 속으로 빠져든다.

알람이 울리고 나서야 다리를 뻗고 손바닥을 비벼 열을 만들어 눈을 감싼다. 이제 일어나 생과일 주스를 만들어 마시고 나갈 시간. 나를 기다리고 있는 학생들을 향해 빗길을 뚫고 달려간다.

도착하니 어느새 비가 그치고 도심의 빌딩 사이에서 해가 떠오른다. 학생들은 달빛처럼 잔잔한 작은 전등 속에서 아직 어둠이 묻어 있는 요가매트 위에 앉아 눈을 감고 깊은 호흡과 명상을 하면서 선생을 기다리고 있다. 떠오르는 햇살 한 자락이 유리창을 비집고 들어와 그들의 뒷모습을 비춘다. 너무나 아름다운 그들의 뒷모습에 잠시 발걸음이 멈춰진다. 그들은 나의 학생이 아니라 요가를 향한 긴 여정을 같이 가는 동반자이자 친구들이다. 나는 그들의 침묵을 깨고 싶지 않아 조용히 내 요가매트를 깔고 수업을 준비한다.

그들이 서서히 눈을 뜨고 우리는 아침을 깨우는 커피보다 더 강한 향과 에너지를 뿜어내는 요가를 시작한다. 깊은 호흡을 내뱉으며 몸 저 깊은 곳에서 올라오는 열을 느낀다. 이내 조금씩 땀이 나기 시작한다. 여러 차례의 플로(Flow)와 반복 동작(Repetition) 후에 숨소리가 거칠어지며 오늘의 피크동작인 깊은 백 밴드 활 체위(Bow Pose) 자세를 유지한다. 내 목소리가 커진다. "깊은 호흡을 통해 척추 마디 마디에 에너지가 흐르고 있다고 상상하세요!", "동작을 홀드(Hold)한 상태에서 어깨에 긴장을 풀고 가슴을 앞으로 내밀며 최대한 깊은 호흡을 하세요!" 그들이 우짜이 호흡(Ujjayi Breath)을 깊게 한다. 잘했다고 폭탄칭찬을 퍼붓고 서서히 마무리 동작으로 넘어간다. 요가가 끝나 사바사나(Savasana)를 한다. 조용한 음악이 흐르고 학생들이 모두 자리에 누워 휴식을 취할 때 나는 그들 몸에 따뜻한 담요를 덮어준다. 학생들은 눈을 감은 채 "Thank you"라고 조용히 말한다.

나는 자리에 앉아 평온한 모습의 그들을 바라보며 나이 오십에 낯선 미국 땅에 와서 여기 이 자리에 있는 나에게 말한다. '리다, 여기까지 오느라 힘들었지만 넌 잘하고 있어. 요가 선생은 정말 잘한 선택이고 이 순간 참 행복해.'

지난 과거의 기억들이 마음 깊은 곳에서 뭉게구름처럼 뭉실뭉실 떠오른다.

1995년 여름, 나는 태어나 처음으로 미국을 방문할 기회를 얻게 되어 흥분된 나날을 보내고 있었다. 그때 당시는 지금처럼 어학연수나 해외여행을 하는 사람이 많지 않았기에 영어 책이나 영화에서만 보고 배웠던 미국에 간다는 사실에 들떴다. 기대하면서도 마음 한편에 문화충격에 대한 약간의 불안감을 느끼며 그날을 기다렸다.

생각해 보면 스스로도 이유는 모르지만 어렸을 때부터 막연히 다른 나라에서 살아보고 싶은 동경과 욕망이 나의 내면에 있었던 것 같다. 외모도 그렇고 뭐 하나 특별한 장기조차 없는 나는 평범하기 그지없었고, 가난한 집에서 셋째로 태어나 신분 상승은 꿈도 꿀 수 없는 상황이었기에 어린 나이지만 전혀 모르는 낯선 환경에 나를 던져 보고 싶은 꿈과 용기가 언제 터질지 모르는 마그마처럼 부글부글 끓고 있었던 거 같다. 어쩌다 특별한 날에만 가는 영화관에서 할리우드 영화를 보고 오는 날은 늘 가슴이 뛰었고 영화에서 보는 미국은 언제나 신선한 충격이었다. 미국에서 성공한 사람들의 이야기는 한결같이 그야말로 인생역전 드라마였다.

스포츠 경기에서 전반전에 점수가 밀리고 설사 실수를 하였더라도 후반전에서 맹렬히 추격하고 혼신의 힘을 다하여 역전의 승리를 보여주었을 때 우리가 감동하고 박수를 주듯이 나도 어쩌면 진정 하고 싶은 일을 하며 즐겁게 살아가는 인생 후반전, 역전의 승리를 기대하고 있었는지도 모른다.

중학교 영어 시간에 '드림 컴스 트루(Dream comes true)'라는 말을 배웠지만 가장 중요한 '드림'의 내용이 아직 없었다. 게다가 고등학교에서 이과를 선택하여 문과대학 진학이 어렵게 되자 별 계획 없이 화학과를 진학하게 되었다. 적성에 맞지 않은 전공이었지만 타과로의 전과도 안 되던 시절이었고 가난한 집에서 재수나 유학은 꿈도 꿀 수 없는 상황이라 체념한 채 4년을 보내고, 안정된 삶을 위한 타협점으로 찾은 것이 교사였다. 그렇게 졸업 후 고등학교에서 화학을 가르치게 되었다.

세월이 흘러 결혼과 3년 간격으로 이어진 두 번의 출산을 겪으며 그 꿈은 내 몸 안에서 더 이상 꿈틀거리지 않게 되었다. 무덤덤한 시간들을 보내고 있던 중 김영삼 문민정부의 출범으로 시작된 글로벌라이제이션(Globalization)의 바람이 교육계에도 불었다. 1995년 여름, 정부에서 모든 비용을 부담하는 45일 해외연수 공지가 떴다. 전국의 과학교사들 중 각 도별로 한두 명을 뽑아 미국 해외연수의 기회를 준다는 것이었다. 두 달 뒤 영어시험을 쳐서 가장 뛰어난 성적우수 과학교사를 보낸단다. 이 공지를 보자 잠자고 있던 내 꿈이 잠에서 확 깨며 가슴이 벌렁거렸다. 나를 위해 준비된 이 잔치를 즐겨야만 할 거 같았다. 나는 이 시험에 꼭 합격하여 내 일생 처음으로 미국에 가 보리라 결심하였고 두 달 앞으로 다가온 시험을 치르기 위해 덮어 두었던 영어책을 꺼내어 열심히 공부하기 시작했다. 꼭 가고 싶다는 목표가 분명했기에 지치지 않고 문법과 회화 책을 중심으로 공부하였다.

교육청 2층 시험장은 밖에서 봐도 대전광역시와 충청남도의 중·고교 과학교사들로 꽉 차 있었다. 내가 문을 열고 들어서자 한 선생님이 손가락으로 가리키며 말하였다. "유치원 교사 자격증 시험은 옆 교실이에요." 난 그냥 웃으며 빈자리를 찾아 앉았다. 여자는 내가 유일하였다. 시험은 4지선다형이었고, 듣기문제도 생각보다 쉬웠다. 그러나 주변을 둘러보자 교직 경력이 많으신 선생님들이 여기 저기 눈에 띄어 공지내용과는 달리 어쩌면 실력보단 경력에 가산점을 줄 수도 있겠다는 생각에 불안한 마음이 들었다. 일주일 후에 결과가 학교로 통지되었을 때 난 벅차 오르는 가슴을 끌어안고 학교 건물 뒤 담벼락에 붙어 서서 주체하지 못한 채 한참을 소리 내어 크게 웃었다. 시험점수가 100점이어서 다른 사람과 타협이 안 되는 상황이라 나를 대전 대표로 보내기로 결정했다는 얘기를 나중에 듣게 되었다.

서울에서 제주도까지 20명의 과학교사가 전국에서 선발되었고 우리는 미국 캘리포니아 UCLA(University of California, Los Angeles)의 기숙사에 짐을 풀고 미국을 알아가는 시간을 가졌다. 대학교 랩(LAB)에서 화학, 물리실험도 하고 주변의 중·고등학교 서머스쿨에서 재미교포 1.5세인 과학 선생님의 수업도 참관하고 학생들과 인터뷰도 하며 그들의 과학 교과서도 살펴보면서 많은 것을 배웠다. 알찬 연수를 보내고 돌아오는 비행기에서 나는 내 남은 인생의 도전장을 미국에 던져보고 싶었고, 나의 두 아이들을 여러 인종이 섞인 이 큰 나라에서 교육을 시켜야겠다고 마음을 먹게 되었다.

시간이 흘러 나는 마음 먹은 것을 그대로 실천했는데 그것은 아이들의 교육과 나의 인생 후반전을 위해 이민을 신청한 것이었다. 그러나 그 이민과정은 너무나 더디고 느려서 차라리 잊고 사는 게 편할 지경이었다. 지루한 이민신청 결과를 기다리는 중에 나는 학교를 퇴직하고 늦게나마 하고 싶은 공부를 하겠다 하여 대학원에 진학했다. 외국사람들에게 한국어를 가르치는 '외국어로서의 한국어'를 전공했고 대학의 한국어학당에서 외국인 학생들에게 한국어를 지도하게 되었다. 한류바람이 일본을 비롯한 아시아 전역과 유럽까지 강타를 하고 있던 터라 학생들도 많았기에 한국어를 가르치는 일에 사명감을 가지고 보람을 느끼며 열심히 일하였다.

그러나 한국어 강사로서 느끼는 자부심, 성취감과는 달리 내 건강 상태는 형편없었다. 만성피로증후군으로 조금만 일을 해도 금방 지쳤고, 짓누르는 듯한 어깨와 허리통증으로 편한 날이 없었던 것이다. 이 병원 저 병원을 다니며 치료를 받았으나 모두가 신경성 질환인 것으로 진단이 나왔다. 의사의 약 처방이 전혀 차도가 없자 스스로 해결해 보고자 다른 의료 패러다임에 입각한 치유법들을 찾던 중 어느 날 신문에 끼어 들어온 전단지를 보고 찾아간 곳이 집 근처 요가원이었다. '어쩌면 서구의학이 돌보지 못하는 것을 요가가 해결해 주지 않을까?' 하는 기대감을 가지고서 말이다.

날마다 퇴근하면 요가원에 들러 수련을 하고 집으로 돌아왔다. 나무토막처럼 뻣뻣했던 몸이 시간이 지남에 따라 부드러워지면서 몸의 균형이 찾아지는 것이 느껴졌다. 서서히 천근만근 짓누르던 어깨 통증이 사라지고 골반이 열리면서 허리와 다리가 부드러워지고 몸이 가벼워지자 마음도 편안해지기 시작했다.

나를 가르치던 젊은 남자 요가 선생은 요가를 하는 중에 "편식이나 편애가 좋지 않은 것처럼 편동은 우리 신체의 균형감을 무너뜨린다. 요가는 이 편동을 바로잡아 균형을 되찾아주는 운동이며 호흡이 여러분의 동작을 도와줄 것이다'라고 언제나 강조하곤 했었다. 그러나 어느 정도 몸이 편안해지자 게을러지며 동기부여가 사라지고 컴포트 존(Comfort Zone)에 안주하려는 욕구로 이런 저런 핑계를 대며 나는 요가를 잊었고 요가원을 일 년간 쉬게 되었다.

그러나 원래대로 돌아가자 일상의 반복은 나 자신을 계속 공격하고 있었다. 지금 생각하면 너무 자연스러운 일인데 어쩌면 일을 지나치게 많이 하고 경쟁 조직사회에서 살아남기 위해 스트레스에 눌려 지냈던 거 같다. 내 신경은 언제나 흥분해 있었고 지난 몇 년 동안 전혀 릴랙스하지 않았으며 긴장 속에 있었으므로 다시 건강하지 않은 상태로 되돌아왔고, 일 톤 정도의 무게로 누르는 듯한 어깨와 허리 통증, 예민한 신경상태를 가지고 다시 요가원을 찾게 되었다.

그런데 거기에서 일하는 세 명의 요가 선생님을 1년 만에 보고 깜짝 놀랐다. 세 분 모두 얼굴이 한결같이 너무 맑았고 1년 전보다 오히려 더 멋있어진 데다 편안해 보이는 인상으로 나를 반갑게 맞이했기 때문이다. 그들의 얼굴에는 내면의 아름다움이 배어 나왔으며 건강한 몸에서 에너지가 느껴졌다. 시간이 정지된, 아니 거꾸로 흐르고 있는 것만 같았다. 많은 말이 필요 없었다. 그저 보여지는 대로, 느껴지는 대로 믿으면 되는 것이었다.

나도 그렇게 편안하고 맑은 얼굴과 건강한 에너지를 뿜어내는 몸을 가지고 싶다는 소박한 소망을 가지고 다시 열심히 요가수련을 시작하였다. 이젠 더 이상의 핑계가 용납되지 않았기에 매일 일이 끝나면 요가원에 들러 2~3시간씩 열심히 요가수련을 하였다. 처음엔 단순히 건강해지고자 하는 목적으로 수련을 시작하였으나 늘 바쁜 마음을 잠재우고 느리게 진행되는 요가가 재미있어지기 시작했다. 점점 동작이 깊어지는 스스로의 모습에서 보람과 성취감을 느꼈다.

그러나 평소에 사용하지 않는 근육을 스트레치하고, 근육 톤을 좋고 단단하게 하기 위해 이리 저리 자세를 비틀고 늘리고 힘을 주는 것은 늘 새로운 도전이었다. 이것은 편안하고 익숙한 곳에 머무르려 하는 게으르고 편협한 내 몸에 도전장을 내미는 일이었으며 겁 많고 소심하여 행동에 옮기지 못하고 망설이는 내 마음에게는 경고장을 보내는 일이었다. 계속되는 수련으로 내 몸에서 느껴지는 한계를 조금씩 넘어서는 한편 고정되고 닫힌 마음의 경계도 함께 무너지고 넓어짐을 느꼈다. 시간이 흐르면서 나는 내 마음과 몸에서 서서히 일어나고 있는 변화를 알아차렸고 나아지기 위한 고통(Improvement Pain)을 즐겼다. 점점 내 몸의 근육은 튼튼해지고 유연해졌으며 집중과 의식은 더욱 뚜렷해졌다.

처음에 다리를 양 옆으로 벌리고 앞으로 구부리는 우파비스타 코나사나(Upavistha Konasana, Wide-angle Seated Forward Bend)를 할 때 무릎까지밖에 가지 못했던 두 손이 어느 순간 발목까지 가면서 가슴이 바닥에 닿았을 때는 경이로움까지 느껴졌다. 덥고 습한 여름날에도, 춥고 바람 부는 날에도 요가를 하는 것에 내 몸은 감사했고, 내가 조절할 수 없는 것들에 집착하지 않고 내보낼 수 있는 단단한 마음을 가지게 되었다. 느리게 움직이며 이완된 마음으로 호흡과 함께하는 요가를 통해 남을 쳐다보고, 비교하며 외부로 쏠려 있던 의식이 내면으로 돌아와 좀 더 나를 있는 그대로 바라볼 수 있게 되었고, 삶의 기준이 달라지면서 자유로운 생각으로 여유를 느끼는 순간들이 점점 많아지기 시작하였다. 호흡을 조절함으로써 충동적인 욕구와 불필요한 감정소비가 자제되고, 내 몸을 사랑함으로써 몸이 싫어하는 음식이나 무절제한 시간관리로부터도 자연스레 멀어지게 되었다. 삶의 방식이 바뀌기 시작하고 나는 점점 성장하고 있었다.

그러던 어느 날 원장님이 요가 자격증 반이 개설되니 이번 기회에 자격증을 따 보라고 권하였다. 꼭 요가 선생이 안 되더라도 인생은 알 수 없으니 백업 플랜(Backup Plan)으로라도 해보라며 말이다. 그래 자격증 하나 따 두는 것도 좋겠다는 생각으로 3개월 동안 주말마다 이론강의를 듣고 동작공부도 하여 마침내 강사자격증을 따게 되었다.

강사자격증을 얻게 된 주말에는 같이 공부했던 학생들과 선생님들과 함께 해남으로 1박 2일 수련회를 가서 명상도 하고 요가수련도 하면서 시간을 보냈다. 그때 수련회에 초대된 교수님의 지도로 '자신에게 쓰는 편지'라는 시간을 갖게 되었다. 자신의 약점과 강점, 각오 등을 써서 발표하는 시간이었는데 많은 학생들이 상처받아 아픈 자신의 과거를 드러내며 울기도 하고 앞으로의 계획과 각오를 발표했다. 내 차례가 돌아오자 요가가 내 생각과 생활에 미친 영향을 생각하니 나도 누군가에게 나와 같이 변화된 즐거운 경험을 주고 싶고 나누고 싶다는 생각이 들었다. '미국에서 요가를 가르친다면 어떨까? 글쎄, 못할 것도 없지 않겠어?' 요가를 가르치는 멋진 모습이 상상 되면서 가슴이 두근거리고 입가에 미소가 떠올랐다.

나는 큰 소리로 말하였다. "예전에 나는 명예를 얻고, 좀 더 집중받고 싶었으며, 인기를 얻고 남들로부터 인정받는 게 꿈이었다. 그렇게 되지 못하는 나를 늘 책망했고 내가 언제나 부족하고 못마땅하였다. 요가를 처음 시작할 때는 선생님의 맘에 드는 포즈를 만들기 위해 고통을 참으며 땀을 흘렸고, 남들과 비교하며 그들보다 잘하려고 노력하였다. 그러나 강사 과정에서 배운 요가철학과 깊이 있는 수련을 통해 나 자신의 내면에 좀 더 집중하게 되었고, 좀 더 성숙해진 나를 보게 되었다. 나는 미국에 갈 계획을 가지고 있다. 미국에 가면 내가 변화되고 성장했듯이 변화를 꿈꾸는 어느 누군가에게 도움이 되고 삶의 의미를 나누는 멋진 한국인 요가 강사가 되고 싶다."

선생님과 동료들이 박수를 쳐 줬다. 그러나 그때 내 말을 진정으로 믿었던 사람이 한 사람이라도 있었을까?

그 교수님은 자기가 말한 각오를 종이에 써서 편지 봉투에 넣어 잘 보관하고 있다가 가끔씩 꺼내보라고 하였다. 그리고 시간이 흘러 나이 오십에 나는 까맣게 잊고 지내던 미국 이민통지를 받고 이민가방 속에 그 편지봉투를 넣어 가족들과 함께 미국으로 왔다.

좌충우돌 미국 정착기

미국에 왔다는 기쁨도 잠시 이 새로운 나라에 정착하려니 문화적인 충격이 이만저만이 아니었다. 본격적으로 생활전선에 뛰어드니, 잠시 관광이나 연수 차 들렀던 길에 만났던 상냥하고 친절하던 미국인이 아니었다. 관광객으로 와서 돈을 쓸 때는 영어를 모르는 내게도 아주 친절하였지만, 그들과 부대끼며 돈을 벌려고 하니 영어를 잘하지 못하는 것, 문화가 다르다는 것이 어마어마한 약점과 두려움으로 다가왔다. 영어 수업에서 듣던 원어민 강사의 또박또박한 발음과는 달리 사람들의 말은 너무 빨라서 알아들을 수가 없었고, 길거리에 30분만 주차할 수 있다는 사인이 붙어 있는지 모르고 주차해서 딱지를 떼기도 했다. 집으로 날아오는 많은 요금 청구서와 문제해결을 위해 전화나 오피스를 찾아가는 것도 엄청난 스트레스로 다가왔다.

한 번은 비탈지고 구부러진 언덕길을 차를 운전하며 내려오는데 저 아래 오토바이 옆에서 가죽옷을 입고 짙은 선글라스를 낀 젊은 남자가 대낮에 나를 향해 총을 쏘려고 겨누고 있는 걸 보고 혼비백산했다. 나는 몸을 운전대로 낮게 낮추며 전속력으로 달렸는데, 갑자기 깜박거리는 불빛에 경찰임을 알게 되었다. 그때서야 백지장이 된 얼굴로 속도위반 티켓을 뗐던 웃지 못할 해프닝도 있었다. 햇빛이 쏟아지는 대낮에 쇼핑몰 주차장에서 잘 잠긴 내 차의 유리창을 박살내고 차 안에 벗어 놓은 신발까지 싹쓸이로 훔쳐 가 버렸을 때는 우리나라 대한민국이 그리워 눈물을 흘리기도 했다.

아이들은 아이들대로 미국학교에 적응하느라 온몸의 에너지를 다 쓰고 있었고, 나 역시 모든 일 처리에 대한 불안감과 두려움으로 늘 긴장된 상태였다. 우선 영어와 생활비를 해결해야 했기에 대학교 ESL반에 등록을 하여 영어를 공부하며 가게에서 일을 시작했다. 주인은 한국인이었지만 손님들은 거의 흑인이 많은 미용·용품점이었다. 늘 가게엔 손님들이 붐볐고 20개의 카메라가 손님과 종업원의 일거수일투족을 살폈다. 가게에서 8시간 이상을 거의 서서 있노라면 다리도 붓고 몸 여기저기 안 아픈 곳이 없었다. 또 가게엔 유리창이 없어서 일단 가게에 들어가면 바깥 날씨나 상황을 전혀 알 수가 없었다. 일이 바빠 해 뜰 때 일을 시작하면 해가 진 다음에 가게에서 나오는 일이 허다했고, 시애틀은 1년 중 6개월은 비가 오는 곳이라 햇빛을 쪼이지 못하는 날이 많았다.

어느 날 몹시 피곤하여 병원에 가서 피검사를 해보니 비타민 D가 부족하단다. 여기 사는 사람들이 비타민 D3를 꼭 먹어야 하는 이유를 그제야 이해하게 되었다. 집에 오면 영어 숙제 하랴 집안일 하랴 힘든 생활의 연속이었지만 가게에 가면 흘러 나오는 최신 팝송을 들으며 손님들에게 "저 가사가 무슨 뜻이야?"라고 물으며 영어로 대화를 나누려 애썼고 "네 옷이 예쁘다, 네 신발이 예쁘다" 하며 어디서 샀는지를 묻고 들으며 쉬운 영어부터 사용하기 시작했다. 그러면서 새로운 삶에 대한 면역력을 키워나가기 시작했다.

비니요가(Viniyoga)를 경험하다

이렇게 1년 반 이상의 지루한 일상이 반복되자 나는 내 대학원 전공을 살리기 위해 여기저기 미국대학에 한국어 강사 자리를 알아보면서 이력서를 제출하는 노력을 계속하였다. 그러나 일단 미국에서의 나의 학력이 전무하므로 이력서와 자기소개서를 넣어도 연락 자체가 오질 않았다. 이곳 사람들은 한국에서 얻은 학력과 경력을 가진 사람보다는 미국 대학과 대학원 졸업자이며 한국어를 잘하는 이중언어자, 즉 바이링구얼(Bilingual)을 찾고 있음을 나중에 알게 되었다.

딱 한 번 저 멀리 조지아 주에 있는 커뮤니티 칼리지(Community College) 담당자와 전화인터뷰를 했던 기억이 있다. 전화인터뷰는 보지 않고 말을 하기 때문에 잘 들어야 하고 주어진 시간 안에 내 자신을 잘 포장하면서 월급협상까지 해야 하는데 가게에서 일하는 중에 갑작스레 전화를 받게 되어 당황한 가운데 인터뷰가 시작되었다. 인터뷰어의 말이 너무 빠르고 남부의 사투리가 많이 섞여 정확하게 들리지 않고 내가 어눌하게 대답을 하자 바로 인터뷰가 끝나 버렸다. 자신감, 배짱, 담대함, 확신 등의 긍정적인 말들은 다 구름 속에 숨어 없고, 허망하고 초라한 내가 전화기를 들고 서 있었다. 그렇지만 나는 나를 인정해야만 했다. 회전문이 돌아가듯 생각 없이, 보람 없이 힘들게 8시간 이상을 일하면서 살 것인가, 아니면 좀 더 내 존재감을 느끼고 내가 가진 재능을 나누며 보람 있는 일을 찾아 즐기면서 살아갈 것인가를 결정해야 할 시기가 온 것이었다.

미국에서 내가 원하는 일을 하기 위해선 학교를 나와 자격증이나 졸업장, 혹은 학위를 따는 게 맞았다. 그러면 무슨 공부를 해서 돈도 벌며 인생을 즐겁게 살 것인가? 굳어버린 혀의 약점을 커버하고 사람들을 보살피고, 잘 들어주며, 친절한 내 성격에 맞는 일은 무엇일까? 뭘 해야 하나 하고 커뮤니티 칼리지의 수업 프로그램을 들여다 보고 또 들여다 봐도 내 남은 인생을 의미 있게 보낼 수업을 찾을 수 없었다. 그러던 중 집에서 차로 10분 거리에 요가원이 있다는 사실을 알게 되었다. 요가원을 발견했을 때는 떠도는 방랑자가 드디어 정착지를 찾은 기쁨, 메마르고 갈라진 삭막한 마음에 물 한 바가지를 들이붓는 듯한 편안함과 신선함이 느껴졌다. 미국 생활에서 지친 몸과 마음을 추스르고 스스로 위로할 수 있는 도피처가 필요했던 것이다. 요가원에 가면 영어로 기죽을 이유가 없을 것 같았고, 미국에서는 요가를 어떻게 하는지 궁금하기도 하여 문을 두드렸다. 일단 월, 수, 금 새벽 6시 30분에 하는 몰입 수련 클래스(Immersion Class)에 등록하여 요가를 시작하였다.

그런데 첫 수업에 들어가서 나는 깜짝 놀랐다. 선생님이 흰머리가 성성하고 뚱뚱한 할머니가 아닌가? 한국에서는 상상할 수 없는 일이었다. 할머니 선생님은 아름다운 미소로 나를 반겼다. 선생님은 자신이 동작을 보여주기보다는 동작 하나하나를 자세하게 설명했고, 나처럼 이 수업에 완전 새내기인 학생들이 이해하지 못하고 엉뚱한 동작을 하고 있으면 가까이 다가와 작은 목소리로 속삭이며 자세를 교정하여 주었다. 나는 뚱뚱한 할머니 선생님이 너무나 편안한 모습으로 어려운 동작들을 자세하게 설명하며 자신의 일을 즐기는 모습을 보면서 문득 미국 오기 전 요가수련회 때 나도 모르게 입으로 뱉었던 "미국 요가 강사가 되겠다"는 말이 떠올랐다. 저렇게 나이 많은 할머니께서 요가 티칭을 즐기는 걸 보니 나도 할 수 있을 거 같다는 생각이 가슴을 뛰게 했다. 요가를 하면서 가끔은 '내가 저 자리에 있다면 어떨까?' 상상하며 할머니 선생님과 눈이 마주칠 때면 살짝살짝 미소를 지어보기도 했다.

요가수업은 한국에서 했던 것과는 달리 반복과 정지의 동작들로 구성되어 일정한 시퀀스를 가지고 진행되었는데, 언제나 호흡을 강조하고, 개개인에 맞는 동작을 미리 제시했다. 각자 자신의 몸에 맞게 동작을 취함으로써 자신의 몸을 존중하며, 폼(Form)보다는 기능(Function)에 중점을 두었다. 크지도 않은 조그만 몸뚱이를 가지고 사투를 벌이듯 몸 여기저기서 삐걱거리고 찢어지는 듯한 고통을 느끼며 실랑이를 벌이지 않아도 되었다. 참여한 학생들 어느 누구도 몸과 싸우는 힘든 표정이 아니었다. 오히려 그들은 평온한 모습으로 요가를 진정 즐기고 있었다. 요가원은 거울이 없는 사면이 깨끗한 벽으로만 되어 있어서 요가 포즈를 취하면서 거울을 보기보다는 더욱 자신의 몸과 동작에 집중할 수 있도록 설계되어 있었다. 물 흐르듯이 흘러가는 동작들의 자연스런 플로(Flow)가 지루하지 않고, 하고 나면 몸이 가볍고 개운해서 하루 종일 에너지가 생겨나는 느낌이었다. 1시간 15분이 눈 깜짝할 사이에 흘러 수업이 끝났다. **이 요가를 비니요가(Viniyoga)라 하였다.** 몇 달이 지나자 오래 전 한국에서 무리하게 요가를 하다 다친 왼쪽 골반의 뻐근함과 찌르는 듯한 고통이 사라졌고, 오른쪽 뒷목의 무겁고 당기는 듯한 고질적인 불편함이 느껴지지 않았다. 나는 점점 이 요가에 중독되어 갔다.

새벽 수업에 오는 학생들은 주로 얼리 버드(Early Bird), 즉 직장에 가기 전에 요가를 하고 출근하는 직장인, 혹은 은퇴한 부지런한 노인들로 구성되어 있었다. 나는 이 요가에 흠뻑 빠져 결코 빠지는 법이 없었는데, 일주일에 세 번씩 요가를 같이 하다 보니 학생들끼리 친해져서 끝나고 20분 정도씩 수다를 떨다 헤어지곤 했었다. 특히 퇴직한 노인 분들이 이런 저런 질문도 해주시고 인내심을 가지고 내 얘기를 들어 주어서 나는 긴장감 없는 이 분위기를 즐길 수 있었다.

　내가 이 요가에 깊은 관심을 보이자 어느 날 요가가 끝난 후 차를 마시며 학생들이 요가원 원장에 대해 말해주었다. 이 요가원 원장의 이름은 트레이시(Tracy)이고, 전에 마이크로소프트사에 다녔는데 허리를 다쳐 미국 비니요가 창시자이자 제1대 선생인 게리 크래프트소우(Gary Kraftsow)로부터 요가를 배우게 되었단다. 이 요가를 하면서 고질적 질병이었던 허리가 낫게 되자 이 요가에 깊은 관심을 갖게 되었는데 그때 마침 게리 크래프트소우가 하와이에서 요가 강사자격증 반을 개설한다는 소식을 듣고 바로 하와이로 달려가 강사자격증을 받았다고 한다. 그리하여 제2대 비니요가 선생이 되었고, 이 요가의 비전과 철학에 심취하여 남은 인생을 이 요가와 함께 보내리라 작정하고 회사를 과감히 그만두었단다. 그 후 시애틀에 비니요가원을 열어 학생들을 지도하면서 올해 10번째 요가 강사 과정(Teacher's Training)을 위한 학생을 모집하고 있다는 것이었다. 그녀의 수업은 매우 유명하여 학생들이 매번 꽉 차기 때문에 인터넷으로 미리 등록하지 않으면 자리가 없다 했다. 나는 트레이시 수업에 꼭 참여하고 싶었지만 트레이시는 토요일에 한 번만 수업을 했는데, 나는 토요일에 일을 하는 관계로 아쉽게도 참여할 수가 없었다.

02
미국 요가 강사로의 첫걸음

비니요가 강사 과정에 등록하다

요가매트에서 나의 에고는 녹아 내렸다. 요가 매트는 거울과 같아서 내가 감추고 있는 것들을 모두 드러냈다. 어떤 것도 속일 수 없었다. 다운 독(Down Dog) 포즈나 헤드 스탠드(Head Stand)를 속일 수 없으며, 빠르고 얕은 호흡과 긴장, 불안한 마음을 속일 수 없었다. 몸과 마음을 싸고 있는 껍데기들이 벗겨지기 시작하며 내 깊은 곳에 자리잡은 사랑과 나눔, 용기의 실체가 서서히 드러났다. 호흡과 함께 움직이며 정지하는 자세에서 나는 그 어떤 것보다 집중하였고 내 몸과 마음에서 일어나는 아주 작은 변화를 알아 차렸다. 두려움을 직면한 자만이 두려움을 극복할 수 있듯이 그동안 내 인생의 반을 살아가겠다고 결정한 이 새로운 정착지에서 느껴왔던 두려움과 불안으로부터 조금씩 자유로워지기 시작하였다.

열 번째 요가 강사 과정 날짜가 다가오고 있었다. 비니요가는 짙은 안개 속에서 길을 찾지 못해 헤매는 나에게 목적지를 안내하는 뚜렷하고 반가운 불빛이었고, 이 길이 내 인생의 반을 함께 가야 할 친구이자 동반자로 느껴졌다. 미국 심리학 교수인 L. A.

Paul은 그녀의 책 『Transformative Experience』에서 인생의 큰 전환점은 결국 '내가 누구인가?', '내가 진정 원하는 게 뭔가?'에 의해 결정된다고 하였다. 이런 큰 결정은 과거의 나와 다른 타입의 사람을 만들고, 현재 내가 관심 갖고 있는 것들과 매우 다른 것들에 관심을 갖게 만든다고 하였다. 또한 폴 교수는 이런 인생의 큰 결정은 순수한 이성적 판단에 의해서는 결코 할 수 없다고 했다. 왜냐하면 자신이 왜 이 새로운 일에 빠지게 되었는가는 나 자신도 모르며 단지 경험 그 자체로 나타나기 때문이다. 이 인생의 전환점이 되는 큰 결정은 그동안 스스로 어떤 사람이 되고 싶은지를 깊게 탐구했는지 안 했는지의 여부에 따라 판명이 되기 때문에, 자신이 어떤 사람이 되고 싶은지에 대해 항상 마음과 경험을 오픈해야 한다는 것이다.

내가 미국에서 비니요가 선생이 되어야겠다고 결정한 것은 결코 이성적 판단과 논리적 사고, 계산에 의한 게 아니었다. 나는 이미 트레이시만큼이나 이 요가에 심하게 매료되어 있었고, 이 과학적이고 치료접근적인 요가를 가르치고 싶었으며, 나누고 싶다는 열망에 들떠 있었다. 그래서 어떤 어려움이 있더라도 반드시 꼭 비니요가 선생이 되어야겠다는 마음에서 결정한 것이었다.

트레이시에게 강사 과정에 관심 있다는 이메일을 보냈다. 바로 답장이 왔다. 토요일 오후에 요가원 옆에 있는 커피점에서 인터뷰를 하고 싶다는 것이었다. 인터넷에 들어가 트레이시의 얼굴을 여러 차례 확인하고 커피점으로 갔다. 브라운 컬러의 단발 머리와 파란 눈의 카리스마가 느껴지는 미국 아줌마가 환한 웃음을 지으며 나를 반겼다. 미국인으로서는 마른 체격에 작은 키였다. 커피를 시키고 질문을 하기 시작하였다.

"네가 생각하는 요가가 뭐야? 한국에서는 어떤 요가를 했니? 왜 요가 강사가 되려고 하는데? 한국에서는 어떤 일을 했니? 지금 일 하는 스케줄과 요가를 병행하는 데 어려움은 없겠니? 많은 숙제 와 그룹 프레젠테이션이 있는데 해낼 수 있겠어?" 등의 질문이 계 속 쏟아졌다.

그녀는 10년 동안 한국인 제자는 없었다고 했다. 내가 등록한다 면 시애틀에서 비니요가 강사 과정으로는 첫 번째 한국인이란다. 그녀는 입가에 미소를 띠고 있었지만 내 속마음을 관통하는 날카 로운 눈매로 계속 쳐다보며 나의 대답을 경청했다. 유창하지 않은 영어였기에 천천히 또박또박 대답을 하였다.

"나는 한국에서 꾸준히 요가를 해왔고 자격증도 가지고 있다. 요가가 단순히 몸만을 건강하게 하는 운동이 아니라는 것을 안다. 요가를 통해서 내 몸과 마음, 정신도 변하길 원한다. 우선 나를 힐 링하고 싶다. 나를 힐링할 수 있는 자만이 다른 사람을 힐링시킬 수 있다고 생각한다. 현대 요가는 미국으로부터 영향을 받았다. 이 제 미국에 왔으니 요가를 깊이 있게 공부하고 싶다. 당신처럼 다른 사람들에게 영향력을 미치는 훌륭한 요가 선생이 되고 싶고, 요가 선생이 돼서 다른 사람의 몸과 마음의 건강과 웰빙(Well-Being)에 도 움을 주고 싶다. 트레이시 당신이 도와준다면 난 어떤 어려움이 있 어도 최선을 다해 이겨내고 꼭 과정을 마치겠다"라고 했다.

트레이시가 미소를 지으며 말했다. "요가는 인도에서 시작되었기 때문에 미국 학생들은 인도에 가서 수련을 깊이 하려고 한다. 그런 데 아이러니하게도 많은 인도 학생들은 미국에서 요가를 깊이 공부하려고 한다. 네 말대로 모던 요가는 미국에서 책과 교육의 보급을 통해 시작됐다고 볼 수 있다. 네가 대학원 졸업을 하고 대학에서 일했었다고 하고, 또 한국 요가 자격증을 가지고 있다 하니 일단 입학을 허락한다. 그러나 결코 쉽지 않을 테니 열심히 하기 바란다."

미국에 와서 가게 종업원으로 취업할 때는 학력을 속일 수밖에 없었던 대학원 졸업장이 요가 지도자 과정에 들어갈 때는 트레이시의 마음을 움직이는 결정적인 입학허가 요인이 될 줄이야…. '인생 새옹지마'라는 말이 떠올랐다.

비니요가에 대한 깊이 있는 공부

강사자격증 반 수업이 시작되었다. 매주 월요일 저녁 6시부터 9시 30분까지 수업이 있고 한 달에 한 번 일요일 12시부터 5시 30분까지 수업이 진행될 예정이었다. 방학을 포함하여 1년 넘게 긴 여정을 같이 할 23명의 클래스메이트들을 만났다. 전통 사리를 입고 온 인도 여자 한 명과 나를 제외하곤 모두 백인이었다. 보아 하니 나이는 내가 제일 많아 보였는데 모두 활기차고 기대에 부푼 모습으로 서로 인사를 하고 웃고 떠들었다. 인도 여자도 상당히 말이 많은 편이어서 이 사람 저 사람과 얘기하며 큰 소리로 떠들고 웃고 있었다. 옆에서 얘기하는 걸 들으니 트레이시의 수업은 숙제도 많고 까다롭기로 이미 정평이 나 있어서 졸업하기가 쉽지 않다고 한다. 그러나 그런 과정을 거치고 졸업한 학생들은 실제 현장에서 어러움 없이 수업을 잘 하고 있다면서 걱정 반 기대 반의 얘기들을 나누고 있었다. 나는 흰 콩들 사이에 노란 콩 한 개가 박힌 듯한 이질감을 느끼며 빨리 수업이 시작되기만을 기다렸다.

이윽고 트레이시가 나타나 수업이 시작되었다. "여러분 모두를 환영한다. 봄, 여름, 가을, 겨울을 같이 지내다 보면 여러분은 믿기지 않겠지만 인생의 네 가지 일을 경험하게 될 것이다. 생로병사, 즉 아기가 태어나고, 가족 중 사랑하는 이가 죽고, 아파서 수업에 못 나오고, 결혼하고, 이혼하고… 이 긴 여정에서 한 사람도 낙오되지 않고 모두 같이 가길 원한다. 여러분 스스로의 결정을 통해 들어온 이 문을 1년이 지나 나갈 때는 여러분 모두가 성장하고 변화되어 있길 기대한다."

트레이시의 말대로 계절이 바뀌는 동안 아이를 임신하여 출산하고, 부모가 돌아가시고, 결혼 소식을 알려 축하해주고, 이혼을 경험하여 같이 울며 아픔을 나누고, 아파서 입원하여 수업에 빠지는 일들이 생겨났다. 그런 일들을 통해 우리는 요가 스킬만 배우는 것이 아니라 점점 서로를 알아가고 숙성돼 가는 치즈 맛 나는 커뮤니티를 만들어 갔다. 하지만 23명의 학생들은 끝까지 가지 못했다. 매주, 혹은 매달 나오는 숙제를 감당하지 못하여, 혹은 임신과 출산으로, 누군가는 다른 주로 이사를 가게 되어 5명이 낙오됐고 18명만이 졸업을 하게 되었다. 인도 여자도 숙제에 대한 부담감으로 자퇴했기 때문에 아시안은 나만 남게 되었다.

수업은 크게 요가 동작에 대한 전반적인 내용, 호흡, 명상, 인체 해부학, 시퀀스, 티칭 메소드(Teaching Method), 요가 윤리, 마케팅, 수트라(Sutra) 등을 공부하는 월요일 저녁 수업과 일요일 종일 수업으로 진행됐다. 해야 할 과제도 많았다. 매주 써 내야 하는 숙제, 다섯 번의 다른 요가 선생 수업을 뒷좌석에서 참관한 후 쓰는 참관록, 열 번의 전문강사 수업에 학생으로 참여한 뒤 쓰는 수업평가서, 직접 사람들도 모으고 장소도 빌려서 동료 학생들과 트레이시 앞에서 수업을 한 뒤 피드백을 듣고 자신의 수업시퀀스와 평가서를 내야 하는 4번의 그룹세션과 프라이빗 세션(Private Session)까지. 이 모든 걸 마쳐야 졸업을 할 수 있었다.

일과 요가수업이 병행되어 진행되면서 공부와 숙제에 치이고, 영어에 자신감을 잃어 몸과 마음이 지쳐 많은 밤을 지새며 포기할까를 고민하고, 나의 부족함에 한탄이 절로 나올 때는 고속도로를 달리면서 소리를 질러 보기도 하고, 달콤한 위로와 격려가 그리울 때면 달디단 초콜릿을 입 안에 가득 넣고 조금씩 삼켜 가며 눈물을 뚝뚝 흘리기도 했다. 그럴 때면 졸업식 때 받을 요가자격증과 내가 미국인들을 가르치는 수업을 상상하며 지금의 험난함과 어려움을 극복해 나갔다. '다음 주엔 도저히 못 갈 거 같아. 한계에 도달했어. 난 너무 지쳤어!' 하면서도 월요일 저녁이 되면, 또 한 달에 한 번 있는 일요일이 오면 나도 모르게 서둘러 가방을 챙겨 요가학교에 갔다.

숙제가 나오면 일주일 내내 머리 속에 숙제에 대한 생각으로 가득했는데 주로 숙제들이 주어진 상황과 피크 포즈(Peak Pose)에 맞는 시퀀스를 짜고, 요가 수트라(Sutra)를 읽고 나 자신의 삶을 반영해 보는 것들이다 보니, 미국 학생들도 생각하고 쓰는 데 시간이 꽤 걸리는 것들이었다. 설사 숙제 내용에 대한 아웃라인(Outline)을 잡았다 하더라도 그것을 영어로 옮겨 써내는 일은 엄청난 부담으로 다가왔다. 쓸 내용을 영어로 옮기는 데만 3일을 붙잡고 낑낑댈 때가 많았다. 마침 그 기간 중에 주말엔 한국학교에서 한국인 아내를 둔 미국인과 입양아들로 구성된 성인반을 가르치는 한국어교사를 하고 있었는데, 다행히 그 반의 학생 중 한 명이 흔쾌히 도움을 주겠다 하여 주말 수업 후 문장 수정을 해 주면 간신히 월요일에 제출하곤 했었다.

이렇게 제출한 숙제가 트레이시에게 가서 그 다음 주 월요일에 돌아올 때면 군데군데 그어진 빨간 줄과, 그 밑에 적힌 코멘트를 볼 수 있었다. 많은 시간과 생각을 투자하고, 외부의 도움까지 받아서 했는데 여기저기 빨간색 줄이 그어져 돌아온 숙제를 처음에는 너무 놀라서 차마 보지 못하고 집에 와서 몇 번의 호흡을 고른 뒤에야 트레이시의 코멘트를 읽을 수 있었다. 그렇게 빨간 줄이 많은 게 나만의 문제인 줄 알고 크게 실망하여 '이렇게 하다가 과연 졸업이나 할 수 있을까?' 하는 두려움이 들기도 했다. 그런데 어느 날 다른 미국인 학생 역시 빨간 줄로 여기 저기 그어진 페이퍼를 받으며 표정이 어두워지는 걸 보면서 이게 나만의 문제만은 아님을 알게 되었고 조금씩 여유를 되찾을 수 있었다. 공포의 대상이 었던 빨간 줄에 대한 두려움이 컸지만 꼼꼼한 트레이시의 숙제 검열은 제대로 수업을 이해하고 있는지를 점검하게 했고, 나중에 요가 선생이 됐을 때 자신감 있게 학생들을 가르칠 수 있는 원동력이 되었다.

강사 과정이 진행되는 동안, 나뿐만 아니라 모든 학생들은 우리의 선생인 트레이시를 몹시 존경하고 그녀를 우리의 롤모델로 여겼다. 언제나 겸손하며 어떤 질문에도 막힘 없이 답을 찾아주는 해

박한 지식에 놀랐고, 나이와 학벌과 인종이 다름에도 한결같이 자식처럼 보살펴 주는 사랑에 감동했다. 궁금한 것은 아무 때나 두려움 없이 질문할 수 있었고, 그녀의 몸과 말에서 뿜어져 나오는 언어는 늘 보석보다 가치 있었으며 비니요가에 대한 확신과 열정에 우리는 반하고 또 반했다. 나도 그녀처럼 학생들로부터 존경받고 타인의 인생에 영향력을 주는 요가 선생이 되고 싶었으므로 그녀 주변을 맴돌며 좋은 기운을 얻고자 했고, 어린아이가 엄마의 영양을 자신의 성장에너지로 만들기 위해 힘차게 젖을 빨 듯이 그녀가 주는 영양가 있는 지식을 쏙쏙 받아 먹고 흡수하려 했다. 또한 그녀의 수업관리 능력과 우리가 스스로 할 수 있을 때까지 기다려 주는 인내심, 수업 중 발생하는 어려움을 해결해가는 문제해결 능력과 현명한 결정을 내리는 지혜를 닮고 배우고자 노력했다.

나의 미국 요가 강사 과정을 네 단어로 요약한다면 **웃고(Laugh), 울고(Cry), 땀 흘리며 노력하고(Sweat), 끝까지 가겠다는 서약 (Swear)이었다.** 봄, 여름, 가을, 겨울 사계절이 바뀌면서 많이 웃기도 하고 울기도 하며 땀 흘리던 시간을 보내자 드디어 끝까지 가겠다는 서약의 결과물인 졸업이 가까워졌다.

총 네 번의 그룹세션과 프라이빗세션을 준비해야 했다. 졸업을 앞두고 한 달 전부터 나는 시애틀에 있는 아시안 센터에서 일주일에 한 번씩 요가 자원봉사를 시작하였다. 거의 모두가 은퇴한 아시안들이었는데 한국, 일본, 중국, 타이완, 베트남, 몽골, 필리핀, 라오스, 티베트 등 온갖 아시안들이 모여서 점심을 먹으면서 친교도 하고, 라인 댄스, 볼룸댄스, 기공, 줌바(Zumba) 댄스 등을 배우며 시간을 보내는 곳이었다. 강사들은 모두 자원봉사자들이었고 요가 수업은 내가 처음이었다. 학생들은 영어가 되지 않을뿐더러 요가 경험이 거의 없는 초보자들이었다. 하지만 그들은 요가를 재미있어하고 열심히 참여하고 따라 하였기에 나는 이 학생들을 대상으로 졸업시험을 치르기로 결정하고 4개의 수업 시퀀스를 만들어 트레이시와 동료들을 불러 졸업시험을 치렀다.

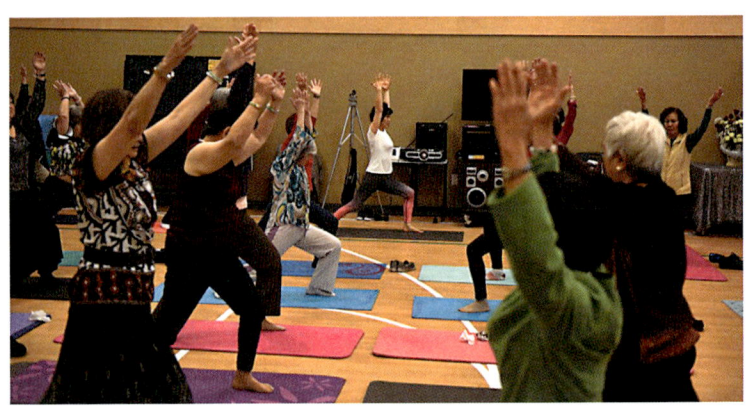

여러 나라에서 온 아시안들과 함께 요가 시험을 치르다

드디어 졸업식 날 트레이시는 졸업장을 주며 가장 기억에 남는 학생으로 내 이야기를 꺼냈다. 처음에 날 봤을 때 내심 걱정이 많았단다. 한국에서는 대학에서 일을 하고 요가를 했다지만 이 요가 커뮤니티에서 끝까지 버틸 수 있을까 싶었는데 내 눈과 표정에서 열정을 보고 입학을 허락했단다. 그러나 우려와는 달리 결석도 하지 않고 숙제도 밀리지 않고 제때 제출하는 데다 동료들과도 잘 지내고 마지막 그룹세션과 개인세션 모두 훌륭하게 잘해내서 자랑스럽다고 나를 불러내선 꼭 껴안아 주었다. 그동안의 힘들고 어려웠던 기억들이 떠올라 눈물이 나서 그녀 품에서 한참을 흐느끼며 울었다. 동료들은 내 울음이 그칠 때까지 침묵을 지키며 기다려 주었고 단단히 박힌 힘든 기억과 고통들이 녹아 내리는 순간에 학생들의 박수 소리와 함께 졸업파티가 시작되었다. 우리는 홀가분한 마음으로 힘들었던 과거를 아름다운 추억으로 남기고 미래에 펼쳐질 요가 선생으로서의 삶을 기대하면서 떠들고 마시며 즐거운 시간을 보냈다.

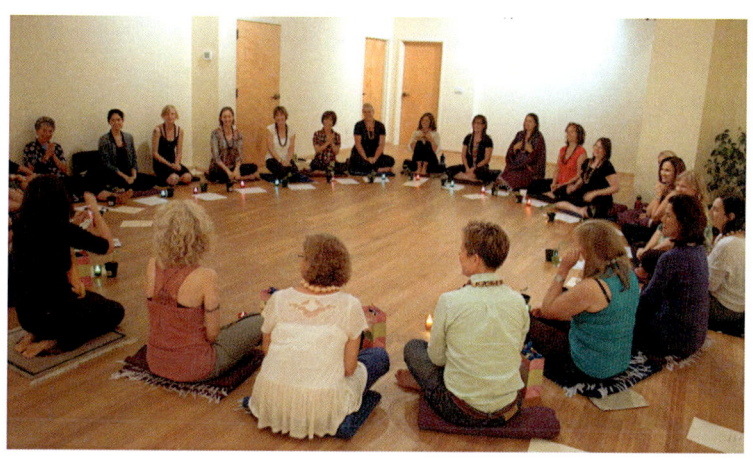

요가 200 hour training을 마치고 조교, 동료 학생들과 함께
지난 1년을 되돌아보며 한마디씩 하는 시간
아름다웠던 추억을 되새기며 벌써부터 눈물을 흘리는 친구도 있다

드디어 미국에서 요가 선생이 되다

3주가 흘러 다른 동료 학생들은 요가원이나 피트니스 센터, 시니어 센터 등에서 일을 시작했다는 소식이 들렸다. 그런데 나는 꿈에 부풀던 미국 요가 얼라이언스(America Yoga Alliance) 자격증

RYT200(RYT: Registered Yoga Teacher)을 얻었지만 어떻게 요가 선생 문을 두드려야 할지 너무나 막막하였다. 이곳 저곳 인터넷을 뒤지며 요가 선생 자리를 찾아서 이력서를 넣어 봤지만 연락이 오질 않았고, 설사 연락이 온다 하더라도 선뜻 인터뷰할 용기가 나질 않아 나 자신이 한심하게만 느껴졌다. 트레이시 밑에서 교육을 받을 때는 자신감이 넘치고 어떤 수업도 할 수 있을 것 같았는데 막상 졸업을 하고 집에 혼자 남게 되니 온갖 부정적 생각과 어둠, 초라함이 내 몸을 휘감았다. '과연 내가 돈을 받으며 미국인들 앞에서 가르칠 수 있을까? 수업이 끝난 후에 학생들과 차를 마시며 그들의 관심사와 신체적인 질환 등에 대해 답변을 주며 담소를 나눌 수 있을까?' 왠지 움츠러들며 용기가 나질 않았다. 나의 못남이 싫어서, 나의 용기 없음이 못마땅해서 기도하며 울기도 많이 했다. 그럴 때마다 계속 명상을 하며 내 마음속 깊은 곳에 자리잡고 있는 두려움과 직면하고, 나를 있는 그대로 인정하며 긍정적인 마인드를 내 마음속에서 끄집어 내려고 노력했다.

그러나 준비된 자에게 기회가 온다 하지 않던가? 이래서는 안되겠다 싶어 일이 끝나고 집에 오면 전신거울을 벽에 대놓고 마치 학생들이 내 앞에 있는 것처럼 요가매트에 앉아 수업 리허설을 시작했다. 동작을 하며 계속 멘트를 노트에 적고 외웠다. 시간이 날 때마다 다른 선생의 요가 수업에 참석하여 어떻게 수업을 진행하는지를 관찰하고, 그들의 멘트를 머리 속에 담아 두었다가 집에 오자마자 노트에 적고 좋은 내용들은 수업 리허설에서 연습하였다.

그러다 기분이 몹시 우울하던 어느 토요일 오후에 신나게 몸이나 흔들자 하는 심정으로 내가 회원으로 있는 피트니스(Fitness)클럽의 줌바 클래스에 참여하였다. 이 클럽의 회원은 모두 공짜로 들을 수 있는, 그래서 매일 새 회원이 들어오지만 꾸준히 오는 사람은 드문, 그야말로 한두 번씩 들렀다 가는 드롭 인(Drop In) 클래스여서 선생이나 학생들 모두 소속감이 별로 없는 수업이었다. 그런데 내가 수업에 들어가자 웬일인지 줌바 선생이 나를 보고 활짝 웃으며 "Hi, How are you doing?" 하고 인사를 건네지 않는가? 이렇게 반갑게 학생을 맞이하는 선생을 처음 봤기에 나를 반기는 인사가 한편 당황스러우면서도 기분이 좋았다. 한참을 음악에 맞춰 몸을 흔들고 수업이 끝난 후에 생각해 보니 여기는 그룹 클래스가 무료니까 수업에 대한 컴플레인(Complaint)이 다른 일반 요가원에 비해 덜할 거 같았고, 대강(Substitute Teaching)할 기회가 많아 초보 선생들이 티칭(Teaching)을 연습하기에는 딱 알맞은 장소이겠다는 생각이 들었다. 다른 학생들이 다 가기를 기다렸다 뒷정리를 하고 있는 인상 좋고 친절한 선생에게 다가가 물었다.

"나, 질문이 있는데, 어떻게 하면 너처럼 여기서 가르칠 수 있어?"

"너 여기서 가르치고 싶니? 뭘 가르치고 싶은데?"

"요가 자격증이 있거든."

"그래? 그럼 이 회사 홈페이지에 가서 네 이력서를 넣고 기다리면 돼. 자리가 나면 순서대로 연락이 갈 거야."

그녀는 악수를 청하며 말했다.

"아, 나는 리사(Lisa)인데 내가 이 지역 강사를 관리하는 수퍼바이저(Supervisor)야. 오늘 강사가 갑자기 못 온다고 해서 내가 대신 수업을 했거든. 마침 요가 선생이 한 명 필요해. 내가 명함을 줄 테니네가 이력서를 인터넷에 올리고 나서 나에게 전화하면 인터뷰와

30분의 시강 테스트 시간을 알려줄게."

'오, 마이 갓(Oh, my God)! 마침 요가 선생이 필요하다고? 드디어 우주가 내가 끊임없이 보낸 시그널을 듣고 기회를 주는구나. 이 기회를 절대 놓쳐서는 안 되겠지?' 속으로 생각하며 말을 했다.

"오케이, 지금 집에 가서 이력서를 올리고 너에게 전화할게. 만나서 반가웠어."

집에 와서 이력서를 인터넷에 올리고 전화를 하니 음성메시지로 넘어가 음성을 남겼다. 다음 날 일을 하고 있는데 리사로부터 연락이 왔다. 이번 주 금요일 4시에 와서 인터뷰하고 시강을 하라는 것이었다. 드디어 금요일이 되어 요가 옷을 입고 떨리는 기분으로 인터뷰 장소로 향하였다. 계속 요가 동작을 떠올리며 중얼중얼거리면서 운전을 했다. 어떻게 운전을 해서 갔는지 전혀 기억이 없다. 정신이 나갔다는 말은 이런 상황을 두고 하는 말일까?

클럽에 도착하니 미소를 띠고 있는 젊은 근육질의 남자와 피곤에 지친 표정 없는 금발의 여자, 두 명의 인터뷰어가 나를 기다리고 있었다. 사실 굉장히 떨리는 마음이었지만, 먼저 악수를 청하며 당당하게 미소를 띠고 인사를 나누었다. 1년 넘게 트레이시로부터 훈련받은 여러 차례의 수업경험과 호된 피드백 덕분인지 막상 인터뷰가 시작되자 마음의 긴장이 없어지며 차분해졌다. 그동안의 티칭 경험이 있는지, 요가 얼라이언스 자격이 있는지, 집은 어디인지, 어디에서 교육을 받았는지, 신분이 합법적인지 등등을 묻더니 2층 홀에 가서 시강을 하라고 하였다.

아무도 없는 강당에서 요가매트를 깔고 마치 학생들이 있는 것처럼 "헬로우 에브리원(Hello Everyone)!" 하며 요가동작과 설명을 해

가면서 수업을 시작하였다. 두 사람은 계속 뭔가를 적더니 한참을 하니까 그만 하라고 했다. 여기서 기다리라면서 둘이 사라지고선 도대체 오질 않았다. 뭔가 잘못된 모양이다 하고 실망하고 있는데 드디어 금발의 여자가 나타났다. 그녀는 "네가 경험이 없어 아쉽지만 자격도 있고 의지가 있어 보이니 채용하기로 결정했다. 다음 주에 모든 그룹 클래스 강사들의 오리엔테이션이 있으니 꼭 참석해야 한다. 축하한다! 참, 한 가지 기억할 일은 여기는 매일 새로운 멤버들이 들어오고 완전 초보자들이 네 수업에 갈 수 있으니 그들이 잘 따라할 수 있도록 수업 내내 데모를 보여주도록 해라. 수업은 다음 주부터 일주일에 두 번, 화, 목 아침과 저녁시간에 시작하기로 하자"라면서 악수를 청했다.

몇 장의 종이를 주며 집에 가서 읽어보라고 했다. 이 종이에는 강사로서 지켜야 할 규칙들이 자세히 적혀 있었다. 새로 온 학생들이 당황하지 않도록 밝은 얼굴로 인사하면서 수업 안내를 하고, 비치는 옷을 입어서는 안 된다, 가슴이 드러나지 않아야 한다, 스포츠 브라를 착용해라, 반바지는 안 된다, 들어올 때 신발이 더러워서는 안 된다, 광고성이 있는 옷을 입어서는 안 된다 등등….

'야호! 드디어 요가 강사로서 첫 직장을 구했구나!' 너무나 신이 나서 집으로 오는 차 속에서 계속 실실 웃음이 배어 나왔다.

이렇게 해서 첫 요가수업을 시작하게 되었다. 처음에는 말도 버벅거리고 실수도 있었지만 내 생각대로 학생들이 직접 나에게 불만을 얘기하거나 수업에 대한 코멘트를 하는 일이 없었기에 마음 편안한 날들이 이어졌다.

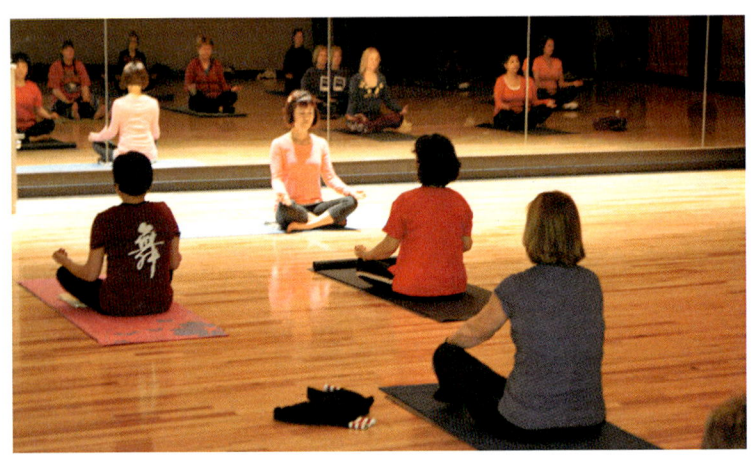

피트니스 클럽 아침 1교시 수업을 시작하기 전 학생들과 호흡에 집중하는 시간

　그런데 어느 날 수업 전에 한 학생이 다가와 말을 걸었다. 내 수업을 이 클럽 SNS에서 보고 리뷰가 좋아서 오게 되었다고 말을 하는 게 아닌가? 그제서야 모든 강사들의 수업이 SNS에서 학생들로부터 평가되고 있음을 알게 되었다. 이 클럽의 SNS에는 엄청나게 많은 회원들이 친구로 등록되어 있어서 모든 강사들에 대한 수업 평가가 이루어지고 있다는 걸 그때까지 나는 몰랐던 것이다. 각 강사들의 수업에 대한 평가와 코멘트가 계속 업데이트되기 때문에 수퍼바이저(Supervisor)는 강사들의 수업을 보지 않고도 수업이 어떻게 돼 가고 있는지 훤히 꿰뚫고 있었다. 여기가 더 이상 초보 선생의 연습장소가 아님을 뼈저리게 느끼게 되었다. 그때부터 나는 요가 전문강사로 자리매김하기 위해 철저히 수업준비를 하기 시작하였다.

　요가 책을 많이 읽고, 좋은 글이나 새로운 동작들을 늘 수업에서 활용하였다. 한 시간의 수업을 위해 시퀀스를 짜고 연습하고 동작에 맞는 적절한 멘트를 준비하는 시간들이 몇 시간이었던가…. 그러나 힘들지 않았다. 학생들이 와 주는 것만으로도 언제나 행복했고 그들을 이제 더 이상 한 번 왔다 가는 뜨내기 학생들이 되게 하고 싶지 않았다.

내가 아침 일찍 주차장에 도착하여 차에서 마지막 수업준비를 하고 있으면 학생들이 요가매트를 들고 앞자리에 앉기 위해 바쁜 걸음을 재촉하며 들어가고 있는 모습을 볼 수 있었는데, 그럴 때면 갑작스레 온몸에 긴장감이 느껴지곤 했다. 내가 수업에 들어가서 매트를 깔고 음악을 틀며 수업을 준비하는 동안 여러 인종의 학생들이 미리 앉아 나의 일거수일투족을 관찰하며 기다리고 있을 때는 준비해 온 내용들이 땀구멍 사이사이로 다 날아가는 듯한, 머리가 하얘지는 경험을 하기도 했다. 그렇지만 오늘도 따뜻한 잠자리의 유혹을 물리치고 요가를 하러 나온 사람들에게 하루를 액티브 (Active)하게 보낼 수 있는 에너지를 줄 수 있다는 사실이 얼마나 기쁜지 몰랐다. 수업을 시작하기 전에 잠시 눈을 감고 호흡을 가다듬을 때에는 기회의 땅에 와서 이 나이에 이 자리에 앉아 있는 내가 너무 기특하고 자랑스러워 저절로 미소가 얼굴에 퍼져 나갔다.

수업을 준비할 때 내가 정확하게 이해되지 않는 내용들은 수업이 시작되기 전까지 완전히 해결하려 노력했고, 내가 하고자 하는 말이 문법에 맞는지 확인하고 또 확인한 후에 말을 하였다. 수업을 할 때마다 필자의 요가 선생 트레이시가 정확한 지식을 가져야 한다면서 늘 강조한 말이 귀에 맴돌았다.

요가 수업에 오는 사람들은 의사, 변호사, 교수도 있고 각 직종의 전문가들이 섞여 있다. 네가 확실히 알지 못하는 것은 절대 언급하지 말라. 그러나 네가 알고 있는 것을 폄하하지도 말아라.

Don't teach what you don't know. But also don't discount what you do know.

처음에는 한 시간의 수업을 준비하기 위해 내 포즈가 정확한지 매트가 깔린 거울 앞에서 동작을 취해 보고 멘트를 준비하는 데 많은 시간이 필요했지만 1년 정도 수업을 하다 보니 이제 누가 수업에 안 왔는지, 누구의 머리 스타일이 바뀌었는지, 오늘 누구의 기분이 어떤지 등을 파악할 수 있는 여유가 생겼다. 내가 여유가 생기자 수업 후에 학생들도 곧바로 가지 않고 나와 이야기 하기를 원해서 이런 저런 사적인 얘기를 나누며 친해지게 되었다.

그 중에서 크리스와 에밀리는 60대 후반의 할머니들로 나를 엄청 좋아해서 수업에 결코 빠진 적이 없는 광팬이었는데 우리는 가끔 수업이 끝나면 가까운 스타벅스에 가서 커피를 마시며 내 수업에 대해 이야기를 나누곤 했다. 이야기가 시작되면 그들은 나에게 도움되는 코멘트를 거침없이 해 주곤 하였다. 내 영어가 처음보다 많이 늘었다든가(이건 처음에 못했다는 사실을 암시하는 말이다), 지난 번보다 오늘 동작설명이 훨씬 쉬웠다든가(지난번 동작 설명이 분명하지 않았었다는 뜻이다), 오래 전에 했던 어떤 동작이 좋았는데 요 근래에는 안 하던데 다음에 그 동작을 다시 해 달라든가(내가 그 동작을 잊어버린 게 아닌가 하고 재확인하는 말이다) 등을 시시콜콜 얘기해 주었다. 또 같이 수련하는 학생들의 이야기도 들려주어 학생들의 개인사도 조금씩 알게 되었다. 누구는 감기에 걸려 못 온다, 누구는 여행 갔다, 자기 옆에서 운동하는 마크는 60대인데 지금까지 결혼을 한 번도 한 적이 없는 총각이다, 등등….

그렇다. 내가 이 일을 즐기니 우주는 언제나 내 필요를 알아서 천사를 보냈던 것이다. 나 역시 돈을 벌기 위해 수업을 한다기보다는 진심으로 이 클럽에 오는 학생들을 좋아하고, 그들의 건강한 삶을 도와주고 지지해 주는 천사이고 싶었다. 요가 선생은 잘한 선택이고, 가르치는 것을 즐기고 있는 나 자신을 발견할 때마다 점점 행복지수가 높아지는 것을 느꼈다. 자기 자신이 되며 자신의 선택에 책임을 지는 사람보다 더 강하고 맹렬한 것이 있겠는가?

그러다 이사 때문에 다른 클럽으로 옮기게 되었다. 마지막 수업 후, 눈물을 글썽이는 학생들이 나와 포옹을 하기 위해 한 줄로 섰고 한 명씩 아쉬운 작별인사를 나누었다. 특히 크리스와 에밀리는 눈물을 펑펑 흘려 티슈가 다 젖을 정도였다. 아름다운 찬사를 보내며 꼭 다시 와 달라는 부탁을 하였다. 어떤 학생은 나를 꼭 껴안으며 자기가 이 수업에 처음 올 때는 많이 아팠었는데 지금 이렇게 건강하게 되지 않았느냐고 주먹을 불끈 쥐고 활짝 웃으면서 이게 모두 내 덕분이라고 선물까지 챙겨주었다. 이 피트니스 클럽이라는 게 매일 새로운 멤버가 등록하고 선생들의 교체가 잦은 편인 데다, 학생들이나 선생들의 소속감이 별로 없는 데라서 작별인사 같은 것은 거의 기대하기 어려운 환경인 것이 사실인데 이런 아쉬운 작별은 이례적인 모습이라고 학생들은 입을 모았다.

미국 50개 주 중 거의 모든 주에 각각 몇 개씩의 체인을 가지고 있는 가장 큰 이 피트니스 클럽에서 일을 하게 된 계기로 경력이 생겼고, 학생들을 가르치는 데 자신감도 생겼다. 그래서 여기 저기에 이력서를 넣었을 때 인터뷰와 시강 요청이 잇따라 들어왔다. 물론 내가 원하는 곳에 매번 취업이 된 것은 아니었지만, 안 돼도 옛날만큼 크게 실망하지 않는다는 점이 많이 달라졌다. 그것은 그들의 선택이지 나를 향한 거부가 아니라는 걸 잘 알고 있었기 때문이다. 요가 강사 공부를 할 때 세 달 동안 명상을 하고 그때그때의 경험을 적어내는 저널숙제(Homework Journal)가 있었는데, 숙제를 제출하기 위해서 세달 동안 매일 명상을 하면서 두려움을 만나고 약점을 인정하고 스스로에게 정직해지면서 깊은 내면에서 올라오는 감정에 귀 기울이는 훈련을 하였다. 그때 그때 올라오는 감정을 써내려감으로써 진실된 나를 마주하고 꾸준히 명상을 한 것이 외부의 압력이나 불안, 실망, 두려움을 느리고 낮게 받아들이는 데 도움을 주었던 것이다.

영어에 대한 두려움 극복

요가 수업이 늘어나 요가 경력은 쌓여갔지만 학생들과 수업 후에 대화를 하다 보면 영어는 여전히 스스로를 실망시키고 주눅들게 하는 요인으로 남아 있었다. 그 무렵에 친구들을 따라 집에서 멀지 않은 골프 연습장에 가게 되었는데 친구들이 골프 연습을 하는 동안에 건물 여기 저기를 돌아 보니 마루가 깔린 실내 교실에서 요가수업이 진행되고 있는 게 보였다. 한참을 보고 있자니 여기서 가르치고 싶다는 마음이 가슴을 뛰게 했다. 지체하지 않고 차에서 명함을 꺼내 들고 오피스에 가서 물었다.

"안녕하세요? 여기 골프 연습하러 왔는데 이 연습장 참 아름답네요!"

안경 낀 금발 여자가 나를 위아래로 훑어보며 건성으로 말했다.

"응, 고마워."

"그런데 나 요가 선생인데 혹시 여기 요가 선생 더 필요하지 않나요?"

"미안해, 우리는 더 이상 선생이 필요하지 않아. 꽉 찼어."

"그래요? 그럼, 내 명함을 놓고 갈 테니 혹시 필요하면 연락주세요. 땡큐!"

너무나 쌀쌀맞은 그녀의 태도에 '괜한 짓을 했나?' 하는 후회가 잠시 스쳐 지나갔다. 그러나 이 아름다운 골프장에서 꼭 요가를 가르치고 싶었으므로 시간이 날 때마다 눈을 감고 내가 이곳에서 요가를 가르치는 모습을 상상하며 잠재의식 속에 이미지를 저장하였다. 그러자 기적 같은 일이 일어났다. 한 달이 지나자 뜻밖에 그녀에게서 전화가 온 것이다. 한 선생이 그만두기로 했으니 이번 주에 사무실에 와서 고용-페이퍼에 사인하고 다음 주부터 가르칠 수 있냐고 물었다. 처음 봤을 때의 오만함과는 달리 정말 상냥한 목소리였다. 우연히 들른 골프연습장에서 보게 된 요가수업, 자리가 꽉 찼다는데도 굳이 명함을 놓고 온 것 등이 계기가 되어 몇 년째 지금도 이곳에서 요가를 가르치고 있다. 내가 강렬히 원하고, 하겠다고 행동을 하니 나는 우주와 연결되었고 우주는 내 편이 되어 답을 주었던 것이다.

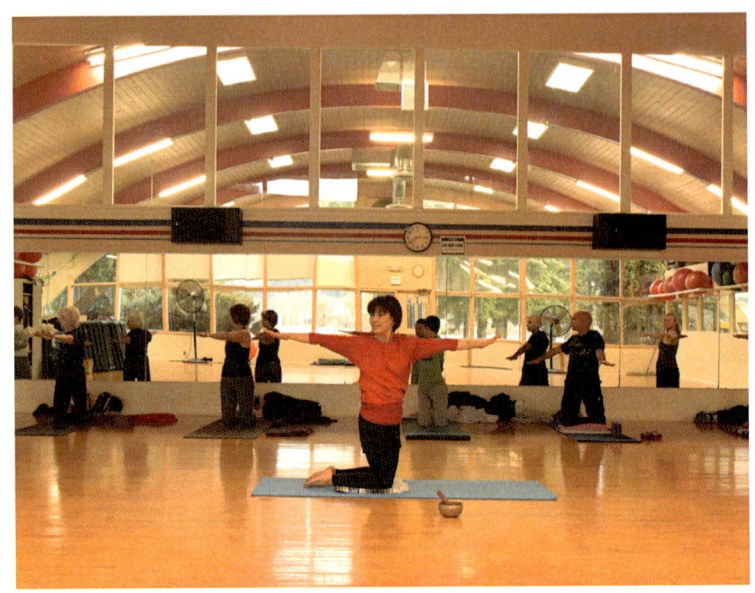

골프장에서의 요가 수업

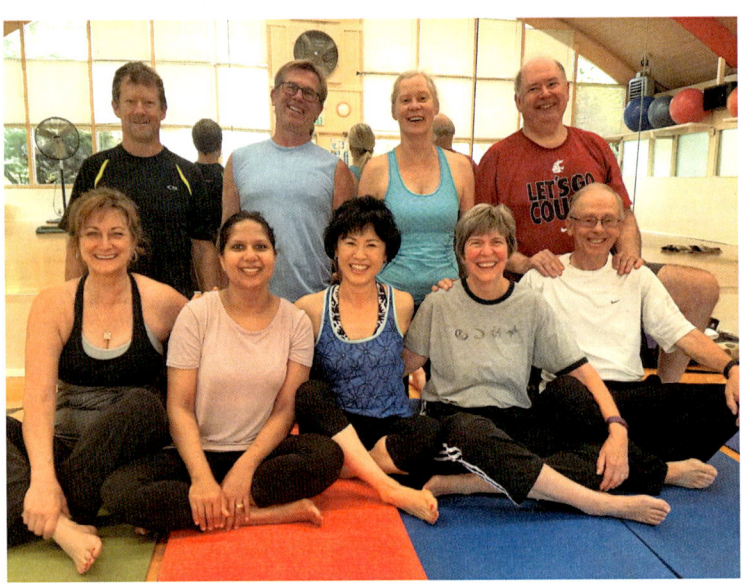

골프장 요가수업을 마치고 행복한 웃음으로 마무리

이곳에서의 수업은 아침 일찍 1교시에 있었는데, 요가를 가르치면서 창 밖을 내다 보면 벌써 골퍼들이 필드에 나가기 전에 골프 연습을 하는 게 보이곤 했다. 골프장이다 보니 이곳에 오는 학생들은 거의 골퍼들이었다. 아시안으로 보이는 골프선생이 학생들의 개인레슨을 해주는 모습을 자주 창 밖으로 볼 수 있었는데, 내가 골프에 관심을 보이자 학생들이 이 선생을 소개시켜 주었다. 며칠 후에 골프레슨을 받기 위해 선생을 찾아갔는데, 이 선생은 나이가 많은 필리핀 사람으로, 뜻밖에 영어 발음이나 문장구성이 형편없었다. 그럼에도 불구하고 많은 미국 학생들이 이 선생에게 레슨을 받고 있었고, 더욱 놀라운 건 다른 미국코치보다 1.5배 이상의 레슨비를 받고 있었던 것이었다. 내가 한국사람이라고 하자 본인 말로는 박세리 선수를 비롯한 많은 한국선수들이 필리핀으로 원정 연습을 왔을 때 가르쳤다면서 반가워했다.

학생들의 권유도 있었고, 골프강사가 일주일을 마친 후에 골프장에 못나가면 레슨비 반을 환불해주겠다고 한 참이라 손해 볼 것도 없겠단 생각이 들어 일단 레슨을 받기 시작하였다. 영어? 소통? 아무 문제가 되지 않았다. Look at me!(나 하는 거 봐!) Do it this way!(이렇게 해!) Don't do that!(그렇게 하지 말고!) 이런 간단한 말로 골프레슨을 하는데 어떤 부자, 어떤 인종, 또 어떤 학식 있는 사람도 "Ok, Yes! Sorry! I got it!"(알겠어요! 미안해요! 그렇게 할게요!) 하며 그 선생의 위엄 앞에서 꼼짝을 못하였다.

그렇게 일주일의 레슨을 마치고 연습을 한 후 선생의 약속대로 부족하지만 필드에 나가는 경험을 하게 됐고 골프에 입문을 했다. 그동안 골프선생의 티칭을 지켜보며 느낀 바가 많았다. 이 선생은 학생마다 골프가 안 되는 이유를 꿰뚫어서 곧바로 자세를 잡아주었고 선생이 가르쳐준 대로만 하면 공이 맞아 멀리 날라가는 게 신기하기만 했다. 물론 의사소통이 안 될 정도의 영어는 아니었지만 내가 기대했던 혀에서 미끄덩거리는 영어를 하는 건 아니었다. 결국 내가 그렇게 스트레스 받고 주눅들었던 영어 발음이나 문법이 문제가 아니라 자신의 직업에 대한 자신감과 경험, 실력이 훨씬 중요한 것이었다.

한국 숭산 스님이 미국에서 설법하실 때 영어 조사를 빼먹고, 동사 시제가 틀려도 하버드 학생들이 "쑹상쑤 님~" 하면서 그 분의 강의를 듣기 위해 강의실을 메우고 한국 불교에 많은 관심을 갖기 시작한 거 하며, 한국인의 영어 발음을 논할 때마다 등장하는 UN 반기문 총장의 스피치도 전 세계 사람들이 아무 문제없이 다 알아듣고 이해하지 않는가?

어느 날 요가학교 동창생들 모임이 있어 갔다가 가장 친한 친구인 앤(Anne)과 수업에 대한 얘기를 나누게 되었다.

"리다, 요즘 수업은 잘 돼 가고 있어? 학생들은 나이스(Nice)하니?"

"응, 학생들도 정말 좋고 가르치는 것도 즐거운데, 사실 요즘 내가 수업 후 학생들과의 대화에서 영어 때문에 조금 스트레스를 받고 있어."

"학생들이 처음보다 줄었니?"

"아니, 오히려 학생들은 늘었어."

"리다, 그럼 네가 잘하고 있다는 뜻이야. 학생들은 돈을 내고 네 수업에 오는데 싫으면 계속 오지 않겠지. 네가 좀 부족한 면이 있어도 네 수업이 좋기 때문에 오는 거야. 걱정하지 말고 자신감을 갖고 하던 대로 해."

그때 이후로는 더 이상 영어를 핑계대지 않았다. 물론 학생들을 정확하게 가르치지 못하고 학생들과 의사소통을 하는 데 문제가 있다면 선생으로서 자격이 없겠지만, 발음이 원어민 같지 않다고, 말하는 중에 문법이 좀 틀렸다고 실망하고 주눅들지 않으려 했다. 대신에 나만이 가지고 있는 장점을 살려 친절하게, 열정을 가지고 요가를 더 잘 가르치려고 노력하였다.

학생들에게 정확한 포즈를 알려줘야 할 때는 말로, 동작으로 설명하기보다는 한 달에 한 번 마지막 주에 공부하는 시간을 마련했다. 수업 전에 비니요가 프린트를 나눠주고 잘 된 포즈와 안 된 사진을 비교해서 보여주며 목소리 큰 사람에게 읽게 하여 5~10분 정도 같이 공부하는 시간을 가졌다. 이런 방법을 쓰니, 학생들은 자신이 요가를 좀 더 전문적으로 깊이 공부하고 있다는 느낌을 갖게 되어 이 시간을 기다리고 좋아하였다. 그들은 정확한 포즈를 배움으로써 나를 더욱 신뢰했고, 공부하는 요가 수련생이 되었으며 수업에 열심히 참여하기 시작하였다.

수업에 결코 빠진 적이 없는 배가 많이 나온 74세 할아버지 학생 스캇(Scot)이 나에게 말했다.

"리다, 너는 요가를 정말 즐겁게 가르치는구나. 나는 내가 내 인생에서 요가를 하리라고 결코 기대하지 않았는데 지금은 요가가 내 인생의 한 부분이 되었어. 요즘 몸도 마음도 많이 가벼워져서 하루가 즐거워. Thank you so much for leading an excellent Yoga class!"

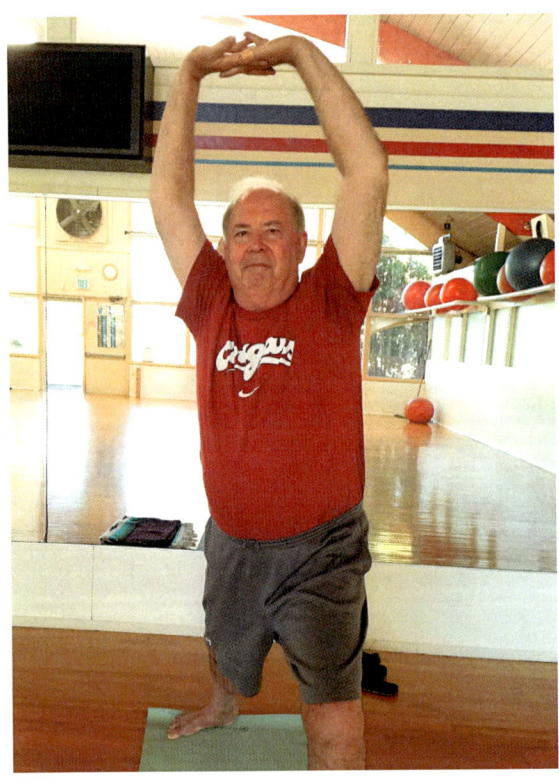

74세 스캇의 행복한 요가시간

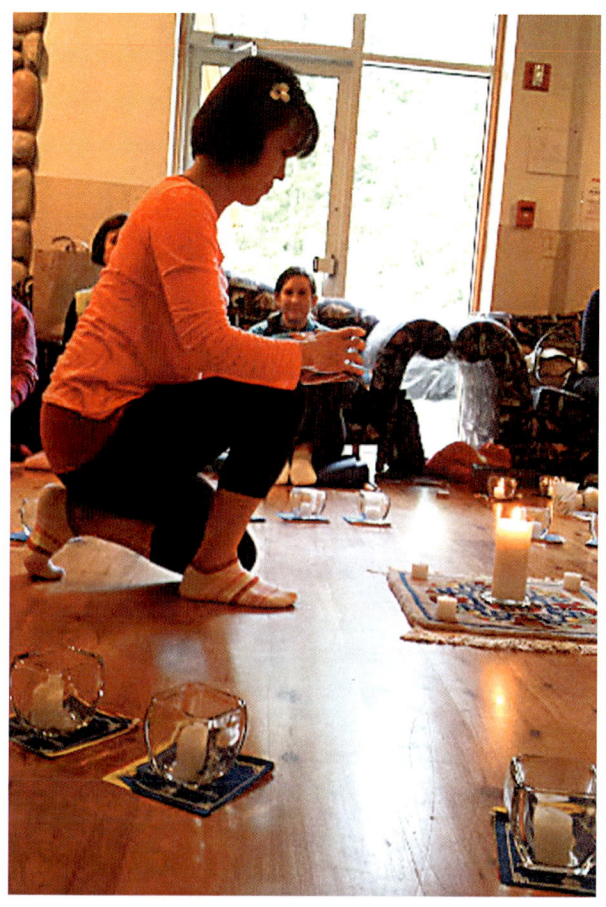

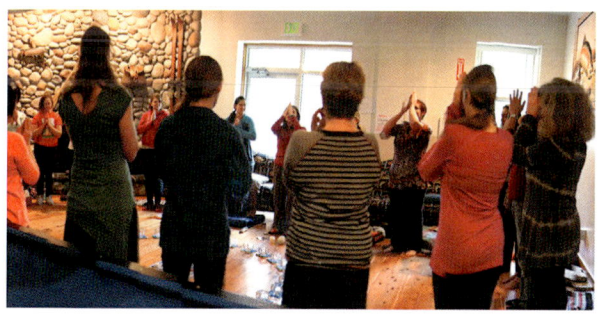

500 Hour training의 졸업의식

나는 점차 다섯 군데서 요가를 가르치게 되었고, 마이크로 소프트 사에 다니는 컴퓨터 박사들에게 개인 지도를 하고, 회사로 찾아가 직원들에게 요가를 가르치는 코퍼레이트 요가(Corporate Yoga) 등 범위와 경험을 넓혀 갔다. 그 사이 어드밴스드 요가 강사 과정(Advanced Yoga Teacher's Training)까지 마치게 되어 한 등급 높은 500 Hour 요가 자격증을 손에 쥐게 되었다.

03
미국에서 요가 선생이 되고 싶다면

요가 선생이라 함은 학생들에게 요가를 지도하는 사람이다. 학생들에게 요가 포즈를 가르치고 정확한 폼으로 안내하며, 폭넓게는 영양관리나 명상뿐만 아니라 요가철학까지도 다루며 정보를 제공한다. 전문 요가 강사가 되면 그룹 클래스, 프라이빗 클래스, 워크숍 등을 요가 스튜디오나 피트니스 센터, 커뮤니티 센터, YWCA, YMCA 등 여러 관련된 장소에서 가르치게 된다.

미국에서 요가 RYT200 자격증을 받기 위해서는 요가를 가르치는 학교나 센터가 요가 연맹(Yoga Alliance)에 등록된 RYS(Registered Yoga School)에서 200시간 요가 강사 과정을 마쳐야 한다. 과정을 이수하는 방법은 다양하다. 짧게는 숙식을 같이 하며 단시간에 과정을 끝내는 경우도 있고, 2년 기간 동안 인터넷 온라인과 오프라인에서 선생을 만나는 하이브리드(Hybrid) 형태를 띠는 과정도 있으며, 1년 이상의 긴 기간 동안 매주 조금씩 지식과 수련을 쌓아가는 과정도 있다.

그래서 비용 또한 매우 차이가 크다. 200시간 속에 포함된 과제와 시범수업을 마치면 요가 졸업장을 받고, 요가 연맹에 등록하면 RYT200이 된다. 하루에 몇 시간을 하느냐, 일주일에 몇 시간을 하느냐에 따라 200시간을 마치는 데 걸리는 기간이 정해진다.

미국의 요가 강사 자격 조건과 보수

교육	요가 강사 자격과정을 마칠 것(200 시간)
미국 요가 연맹(Yoga Alliance)의 회원(선택적)	센터나 고용주에 따라 미국 요가 연맹의 회원 자격을 요구하기도 하고 그렇지 않기도 함. 회원이 아니더라도 강사자격증, 경력, 실력만 보고 채용하기도 함
갖춰야 할 스킬	신체적 건강, 수업을 이끌 수 있는 지도력, 학생관리 능력, 커뮤니케이션 스킬, 동기부여 능력
추가되는 자격(선택적)	CPR(심폐소생술) 자격증
미국 요가 강사 시간당 보수 분포와 평균 임금	시간당 보수 분포는 $14.42~50.13. 평균적으로 많이 받고 있는 시간당 보수는 $25.13

자료 출처: payscale.com(2017. 1. 18)

위 자료는 214명의 요가 선생에게 질문해서 얻어낸 것이다. 응답자 중 87%는 여성이었고 대부분의 요가 선생들은 자신의 직업에 만족한다고 말했다.

미국 요가 강사가 되는 과정

1단계. 요가를 배우자.

때때로 사람들은 '요가' 하면 다 같다고 생각한다. 그러나 요가를 해 보면 요가 종류가 자신이 생각했던 것보다 훨씬 많고 각각의 스타일이 매우 다르다는 것을 알게 될 것이다. 어떤 사람들이 내게 와서 "요가를 한 번 해 봤는데 요가는 나하고 안 맞는 거 같아요." 하는 소리를 들을 때면 마음이 안타까울 때가 있다. 자신이 경험한 한 번의 요가와 전혀 다른 요가가 또 다른 요가원과 선생들에 의해 교육되고 있다는 걸 모르기 때문이다. 그러므로 아직 자신에게 맞는 요가를 찾지 못했다면 계속 찾아보길 권한다.

물론 요가를 배워 본 적이 없어도 요가 강사자격증 반에 등록할 수 있는 데가 있지만 대부분의 요가 강사자격증 반에서는 어느 정도의 요가 경험을 요구하고 있다. 그러므로 미리 여러 요가 스타일을 섭렵하며 다녀볼 것을 권한다. 많은 요가들이 미국에 와서 새로 창조되고 발전을 거듭하여 계속 새로운 스타일의 요가가 탄생되고 있는 추세이다.

전통적인 요가 스타일을 보면 움직임이 강하고 운동적인 측면이 강조된 것으로는 아쉬탕가 요가(Ashtanga Yoga), 빈야사 요가(Vinyasa yoga), 비크람 요가(Bikram Yoga)가 있고, 폼에 좀 더 치중한 아이엥가 요가(Iyengar Yoga), 하타 요가(Hatha Yoga)가 있다. 여기에 좀 더 치료적이고 개인적인 접근이 시도되는 비니요가(ViniYoga)까지가 요가의 주류라고 할 수 있다. 그 밖에 인 요가(Yin Yoga), 쿤달리니 요가(Kundalini Yoga), 아누사라 요가(Anusara Yoga), 크리팔루 요가(Kripalu Yoga), 아난다 요가(Ananda Yoga), 인테그럴 요가(Integral Yoga), 시바난다 요가(Sivananda Yoga) 등을 경험해 보며 자신에게 어떤 요가가 맞는지를 탐색할 수 있다.

다음은 요가 경험 없이 강사자격증 속성 반에 등록하여 자격을 딴 한 학생과의 대화이다. 내 수업에 오는 30대 건강한 미모의 티파니는 요가 포즈가 유난히 눈에 띄게 정확하고 아름다웠다. 어느 날 티파니와 요가 경험에 대해 애기를 나눌 기회가 있었는데 뜻밖에 티파니가 주저하며 자신이 200시간 요가 강사자격증을 가지고 있다는 사실을 이야기하였다.

"그럼, 요가를 가르치고 있니?"

"아니, 그냥 네 수업에만 오고 있어. 네가 어떻게 가르치는지 배우는 중이야."

"왜 안 가르치는데? 다른 일하느라 시간이 없니?"

"아, 그게… 글쎄 학생들을 못 가르치겠어."

"왜?"

"자격증을 인텐시브 코스(Intensive Course)에 등록해서 3주 만에 땄거든. 근데 막상 가르치러 하니까 너무 겁이 나고 어떻게 시퀀스를 짜고 동작설명을 해야 할지 모르겠어. 시간이 필요해."

"전에 요가를 많이 해 봤니?"

"글쎄, 몇 번 해 본 거 같아. 그냥 요가가 좋아서 등록했고 강사과정을 마치면 남들처럼 가르치게 될 줄 알았는데 너무 어렵게 느껴져. 3주 동안 주로 요가 포즈들에 대해서만 집중적으로 많이 배웠던 거 같아."

요가는 지식으로 가르칠 수 없고 요가 포즈를 아름답게 만들어낸다는 것과 요가를 잘 가르치는 것은 전혀 다른 분야이며 별개임을 알려주는 좋은 사례라 하겠다. 그러므로 수없이 많은 요가원 중에서 어디를 가야 할지, 어떤 요가를 선택할지 모를 때는 경험자의 애기, 인터넷으로 요가원 프로그램이나 요가원 원장, 요가원 선생들의 프로필과 요가에 대한 철학 등을 잘 살핀 후 여러 차례 요가원을 경험해 본 후에 결정한다.

2단계. 요가 강사 자격을 마친다.

요가를 1년 정도 수련하고 요가의 깊이를 조금씩 알아갈 때 자신에게 맞는 요가 스타일을 선택하여 요가 강사 자격과정에 등록한다.

요가연맹에서 기준으로 정하고 있는 200시간 요가 강사 자격 과정 커리큘럼 내용은 아래 다섯 가지다.

① 요가 수련, 테크닉, 포즈 익히기 100시간

② 요가 교수법 25시간

③ 인체 해부 및 생리학 20시간

④ 요가 철학/윤리/라이프 스타일 30시간

⑤ 실습 10시간

나머지 15시간은 학교나 센터의 재량으로 호흡, 명상, 시퀀스, 요가 비즈니스, 요가수업 참관, 에세이, 저널을 써내는 요가 숙제 등으로 채워지며, 요가 공개수업을 통해 실제 수업을 보여줌으로써 과정을 마치게 된다. 그러나 커리큘럼은 학교나 센터에 따라 약간씩은 다르기 때문에 등록 전에 미리 알아보는 게 좋다.

내가 다녔던 요가 강사자격증 반은 요가원 원장이자 강사 과정 총괄 대표인 트레이시가 대부분의 강의를 맡아서 했고, 인체해부나 요가 비즈니스, 요가윤리 등의 수업은 외부 강사를 초청하여 수업했다. 모두 세 그룹으로 나눠져서 세 명의 조교 선생(Assistant Teacher)이 멘토가 되어 수업 내용이나 숙제, 토론 등을 관장했고 학생들과 긴밀한 관계를 유지하였다. 학생들이 결석을 하였을 경우에는 주중에 따로 만나 개인 지도를 해 주었고(돈은 지불해야 함), 질문이 있을 경우에는 이메일로 질문을 하고 답변을 받을 수 있었다.

어떤 강사자격증 과정은 아주 힘든 고난이도 동작들을 완수해야만 졸업이 되는 게 있는가 하면, 선생이 높은 단계의 포즈를 완성하느냐와 상관없이 가르칠 수 있으면 졸업이 되는 프로그램도 있다. 그러나 요가 강사 과정을 마쳤다 해서 직업이 저절로 구해지는 것은 아니므로 학교에 다닐 때 선생님, 동료들과 네트워킹을 잘 해 놓는 것이 중요하다. 특히 다른 요가 선생이 개인사정으로 수업에 빠질 경우 대신 강의를 할 수 있는 기회를 가질 수 있으므로 동료 강사들에게 서브 티처(Sub Teacher)로 등록을 해 놓으면 티칭 기회를 많이 가질 수 있다. 이것은 초보 요가 선생들에겐 아주 중요한 티칭 경험과 직업을 구할 수 있는 좋은 기회를 제공한다. 또한 어떤 곳에서는 잡(Job) 경쟁이 심한 경우가 있으므로 자기만의 독특한 전문성, 즉 예를 들면 임산부를 위한 요가, 골퍼를 위한 요가, 비만자들을 위한 요가, 시니어 요가, 정서적인 안정을 위한 요가 등등에 대해 깊이 있는 공부와 워크숍 등에 참여하여 그에 따른 지식과 경험을 키우는 것이 중요하다.

3단계. 미국 요가 연맹(American Yoga Alliance)에 회원가입을 한다.

요가 연맹에 가입된 요가 선생을 RYT(Registered Yoga Teacher)라 부른다. 따라서 200시간을 마치고 요가 연맹에 가입된 강사를 RYT200이라 부른다. 회원가입은 자율적이지만 어떤 고용주는 반드시 회원가입된 강사만을 원하기도 한다.

4단계. 컨티뉴잉 교육 크레딧(Continuing Education Credit)을 받는다.

대부분의 요가 선생들은 가르치면서 요가 세미나나 워크숍 등에 참여하며 지식을 계속 쌓아간다. 요가 연맹에서 컨티뉴잉 크레딧을 받으려면 3년 동안 45시간의 요가 티칭과 30시간의 교육, 총 75시간을 채워야 한다.

현재 미국의 요가 강사자격증 반에 등록하는 학생 수는 아주 빠른 속도로 증가하고 있는 추세이다. 사실 많은 미국인들이 요가 강사자격증 과정에 등록하지만 그들 모두가 반드시 요가 선생이 되고자 하는 건 아니다. 요가철학이나 인체 생리학 등을 좀 더 심도 있게 공부하기 위해 오는 경우도 많다. 나랑 함께 요가 강사 과정에 등록했던 사람들 중엔 유명한 병원 의사, 간호사도 있었고, 마이크로소프트사에 다니는 컴퓨터 박사, '보잉'에 다니는 엔지니어, 방송국 MC 등 다양한 직업 군이 섞여 있었다. 그들은 직업을 바꿀 생각은 없고 단지 요가가 너무 좋아서 하다 보니 여기까지 왔다고 말을 한다. 미국에는 주중에 열심히 일을 하고 주말에 자신의 취미 활동으로 시간을 보내는 사람이 많아 주말이면 요가원이 붐빈다. 따라서 이 사람들은 본업을 유지하면서 주말에 파트타임으로 2~3시간 정도 가르치며 자신이 배운 요가의 지식과 깊이를 학생들과 나누고 요가와 함께 생활하며 즐긴다.

PART 02

SCIENCE OF YOGA

아사나 수련을 통해 우리가 평소에 잘 쓰지 않는 방향으로 몸을 돌리고 스트레치함으로써 새로운 육체적 변화와 경험을 하고, 어려운 것에 도전하고 변화를 받아들이려는 열린 마음으로 한 단계 한 단계 나아가다 보면 당신의 삶의 질이 업그레이드될 것이다. 또한 건강하고 장수하며 성적 에너지가 넘치는 멋진 사람이 되는 결과물을 얻게 될 것이다. 각 개인에 맞는 변형된 자세(Adaptation), 호흡(Breathing), 그리고 동작(Movement)으로 이루어진 비니요가(Viniyoga) 시퀀스는 요가의 과학(Science of Yoga)이라 말할 수 있다. 이 과학적인 시스템은 학생들의 몸을 부상으로부터 보호하고 요가에서 얻을 수 있는 효과를 극대화시켜 준다.

01
요가란 무엇인가?

요가의 정의

어떤 사람들은 요가를 일종의 종교로 보기도 하고, 어떤 사람들은 운동 중의 한 분야로 생각하기도 하며, 또 어떤 사람들은 요가를 최고의 철학이나 심리학으로 일컫기도 한다. 요가를 들어보지 못한 사람은 아마 없을 것이다. 요가 하면 아름다운 몸매에 패셔너블한 요가 옷을 입고 다리를 머리 뒤로 올리는, 보통 사람들은 전혀 흉내 낼 수 없을 것 같은 프레첼(Pretzel) 같은 유연한 포즈를 하고 있는 미녀 요가 선생이나 연예인의 모습을 머리에 떠올리는 사람도 있을 것이고, 높은 산이나 계곡 등에서 명상을 하는 모습을 떠올리는 사람도 있을 것이다. 최근 들어 부쩍 모든 식품이나 의약품 광고 시장에 웰빙의 상징으로 요가를 하는 모습들이 많이 등장하고 있는 추세이다.

사람들이 요가를 하는 목적은 다양하다. 단순히 몸을 스트레치하고 근육을 강화하기 위해 하는 사람도 있을 것이고, 사고나 병으로 인해 몸의 다친 부분을 회복하기 위해 요가를 할 수도 있고, 정말 멋진 요가 포즈나 섹시한 몸매로 사람들에게 인정받고 싶어서 하는 경우도 있을 것이며, 좀 더 자신에게 집중하고 평화로운 마음을 갖기 위해 요가원을 찾는 경우도 있을 것이다. 그러나 **요가 수트라(Sutra) 학자인 칩 하트란프트(Chip Hartranft)는 요가 수련의 목적을 다음과 같이 서술하였다.** *"초기의 요가수련은 자기도취나 만족으로 지속되지만 결국은 건강, 사람을 끄는 매력, 성적 에너지 그리고 장수라는 파워풀한 결과물이 우리를 이끈다."*

최근에 한 가지 우스운 얘기를 들은 적이 있다. 미국 요가 강사가 중국에서 요가를 가르치면서 학생들에게 요가의 기원에 대해서 물었단다. 그런데 뜻밖에도 학생들은 요가가 미국에서 왔다고 답을 하더라는 것이다. 요가는 인도에서 미국으로 건너온 이후, 신체적 수련 속에 감춰진 마음과 정신을 다루기보다는 아사나에 집중하고 거의 모든 학문의 발전과 체계가 미국에서 이루어지다 보니 요가가 미국에서 생겨났고, 요가를 미국 사람들이 하는 운동 중의 하나라고 생각하고 답했던 것이다.

오늘날 요가를 하는 사람들의 대다수는 요가를 신체적 수련 이상의 것으로 보고 있지 않은 것 같다. 점점 시간이 갈수록 요가가 아사나에 포커스를 맞춘 운동의 한 종류로 되어 가고 있는 느낌이다. 심지어 정기적으로 요가를 수련하고 있는 학생들조차도 말이다. 미국의 거의 모든 중소도시는 물론 대도시의 길거리를 걷다 보면 대다수 여자들이 요가 팬츠를 입고 활보하는 것을 볼 수 있다. 이제 요가 팬츠가 하나의 패션 트렌드로 깊이 자리 잡아 요가를 하든 하지 않든 상관없이 이미 생활 깊숙이 스며들어 있지만, 요가가 너무 외적인 운동효과에 치중하여 살을 빼고 아름다운 몸매를 만들어내는 뷰티 상업의 흐름으로 빠져들고 있는 것은 아닌지 요가인으로서 한 번 생각해 볼 필요가 있는 것 같다.

데시카차르(Desikachar)는 **"요가 수련이라 함은 20%의 아사나, 40%의 쁘라나야마(호흡운동), 40%의 명상의 비율로 구성되어야 하는데 서구에서는 아사나 훈련에 너무 포커스를 맞추고 있는 것 같다"**며 안타까워했으며 그의 아버지 크리슈나마차르야(Krishnamacharya)는 현대사회의 요가수련이 아사나, 즉 신체적 훈련에서 멈춰 버린 게 아닌가 하는 우려를 표하기도 했다.

그러나 요가를 깊게 공부해 본 사람이라면 알겠지만, 십 수년 간의 나의 경험으로 보면 요가는 단순히 몸을 스트레치하고 단련하며 릴랙스하는 그 이상의 의미가 있다. 지금 요가를 수련하고 있는 사람이라면 시간이 걸리겠지만 표면에 드러나지 않은 요가 그 자체가 거대한 우주와 같다는 것을 알게 될 것이다. 많은 사람들이 요가를 제대로 알지 못하는 이유는 요가 전체를 경험하지 못하고 표면에 드러난 일부만 보기 때문이다. 그래서 어느 정도 아사나 수련이 되면 미국 수련생들은 꼭 요가 선생이 되겠다는 뜻이 없더라도 강사자격증 반에 등록하여 요가를 깊이 있게 공부하고 싶어한다.

요가를 하는 사람들의 모습은 멋지다. 이것은 겉을 꾸미는 치장에서 오는 아름다움과 다른 것이다. 아마도 몸 안의 변화에서 오는 아름다움일 것이다. **요가는 신진대사를 도와주고 신체적 밸런스와 자세교정을 통한 육체적 건강을 제공하기 때문에 많은 사람들이 요가를 통해 앞뒤좌우의 신체적 밸런스를 느낀다고 말한다.** 또한 요가는 다른 운동들과도 긴밀히 연결되어 있어서 다른 운동을 하면서 겪게 되는 부상을 막아 주고 유연성과 근력을 강화해 주어 다른 운동의 효율성을 증가시킨다.

요가 수련을 하는 사람들은 대체로 심리적으로 안정되어 있다. 이걸 증명하는 실험으로 요가를 오래한 사람들과 처음 하는 사람들을 모아놓고 2003년에 과학자들이 스트레스 호르몬 코티졸(Cotizol)의 수치에 대한 연구를 한 적이 있다. 이 연구에 따르면 요가를 처음 시작한 사람들조차도 수업이 끝난 후에 코티졸 수치가 줄어든 결과를 보였다. 또한 뇌에서 알파파와 세타파를 증가시킴으로써 뇌를 안정화시키고, 기분을 좋게 하는 엔도르핀, 엔케팔린, 세로토닌 분비를 활성화시켜 수업 후에는 기분이 좋아지는 경험을 하게 했다. **요가 수업 후에 인상을 찌푸리며 기분이 나빠진 경험을 한 적이 있는가? 또 그런 사람을 본 적이 있는가? 결코 없을 것이다. 오히려 마지막 사바사나를 마치고 났을 때의 기분 좋은 경험을 잊지 못할 것이다. 몸과 마음의 시스템이 밸런스를 찾고 건강해지면 사람들은 이제 좀 더 행복한 삶의 방법을 찾아 여행을 떠난다.**

그럼, 진정 요가의 뜻과 목적은 무엇일까?

요가는 산스크리트어 유즈(Yuj)로부터 나왔는데 영어로는 조인하다(join), 멍에를 씌우다(Yoke Together), 연합하다(Unite), 결합하다(Union), 하나가 되다(Oneness)라는 뜻을 가지고 있다. 요가 수련을 하면서 우리는 우리가 나 자신으로부터 또 외부와 얼마나 분리되고 분열되어 있는지를 자각하게 된다. 그러므로 요가를 통해 나 아닌 주변과 연결되고 나 자신과도 연결되는 것을 발견함으로써 기쁨을 느끼고 지속적인 지혜를 찾아 떠나는 긴 여정을 시작하게 되는 것이다. 이 여행을 통해 실타래처럼 엉켜 있는 나와 내 주변을 돌아보게 되고 그 실타래들을 풀어 가닥가닥이 가지고 있는 고유한 색과 빛을 조화하여 아름다운 태피스트리(Tapestry) 작품을 만들어 내는 것이다. 그 작품 속엔 오직 사랑과 평화, 이해, 평정심, 축복, 고요함만이 가득할 뿐이다.

데시카차르는 요가를 다음과 같이 정의하였다.

호흡을 하는 사람이라면, 즉 살아 있는 사람이라면 누구든지 요가를 할 수 있다.

Anybody can breathe. Therefore anybody can practice.

요가의 성공은 몸이 얼마나 유연해졌는가로 측정되는 것이 아니라 얼마나 마음이 열렸는가로 말할 수 있다.

The success of yoga must not be measured by how flexible your body becomes, but rather by how much it opens your heart.

요가의 성공은 요가 포즈를 잘 만들어 내는 능력이 아니라 우리 삶과 인간관계를 얼마나 긍정적으로 변화시키는가로 말할 수 있다.

The success of yoga does not like in the ability to perform postures but in how it positively changes the way we live our life and relationship.

요가는 댄스나 판토마임과 같지 않아서 남에게 보여주기 위한 폼으로 표현되지 않는다.

Yoga, unlike dance or mime, is not an expression of form for others to watch.

요가 책에 자주 인용되는 몇 가지 요가의 뜻을 소개해 보겠다.

요가란 몸과 마음과 영혼을 연합한다.

Yoga is the union of body, mind and soul.

자신의 의식과 우주의 의식을 결합한다.

Union of the individual consciousness with the Universal consciousness.

자기 자신 속에 있지만 자신도 알지 못하는 미세한 부분까지 통제하는 것을 배우는 과정이다.

Yoga is a process in which we learn to govern the subtlest aspect, the unknown aspect of our own selves.

스와미 기타난다(Swami Gitananda)는 "요가는 바로 삶의 길'이고 요가란 몸을 의식하며 마음을 의식하고 감정을 의식하며 의식 그 자체를 의식하는 것이다"라고 정의하며 우선적으로 신체감각의식을 계발하는 것이 얼마나 우리 삶에 중요한지를 강조하였다.

요가의 종류

원래 하타 요가는 요가의 신체적 관점에서 명상을 위한 도구로써 개발되었다. 산스크리트어로 '하(Ha)'는 해이고 '타(Tha)'는 달을 의미함으로써 서로 상반된 것을 연합한다는, 즉 신체적 밸런스를 의미한다. 하타의 또 다른 뜻은 '치다', '때리다'를 의미하는 'to strike'로 자세나 동작에 대한 도전과 작정한 노력, 마음의 집중을 의미하며 지금 현재 이 자리에서 느끼고 경험할 수 있는 요가를 말한다. 이 하타 요가를 우산이라고 하면 이것을 기반으로 요가의 철학, 동작, 수련용어들이 파생되어 우산살에 해당하는 여러 가지 요가 스타일들이 생겨났다.

(1) 라자 요가(Raja Yoga)

라자는 '왕'을 뜻하는 말로 '왕의 길' 혹은 '명상 요가'라 불린다. 이 요가는 고요한 마음을 만드는 데 집중한다. 수련생들은 한 가지 물체, 만트라 혹은 화두에 고정되어 있어서 마음이 방황할 때마다 자신이 집중하고 있는 것으로 가져온다. 이 훈련을 반복함으로써 마음의 방황은 멈춰지고 어느 순간 고요함의 경지에 접어들게 된다. 라자 요가를 하는 사람들의 최종 목적은 마음을 영적 에너지, 파워, 초월적인 영혼과 연결하여 인간이 겪는 불행, 고통, 질병, 공포로부터 벗어나 평화, 행복, 건강과 부를 얻는 것이다.

(2) 즈나나 요가(Jnana Yoga)

지식, 지혜의 요가이다. 요가수행이 요가 전통 경전이나 책을 열렬히 공부함으로써 지성을 개발시키는 과정을 수반한다. 우주의 모든 살아있는 생명체들의 각 개체의 영혼은 신과 연결된다고 믿으며 이 수련을 통해 환상적이고 비현실적인 것으로부터 실체, 본질을 알아가는 지혜를 얻게 된다.

(3) 박티 요가(Bhakti Yoga)

헌신과 사랑의 요가이다. 박티 요가 수행을 통해 우리는 마주치는 모든 사람들을 향한 수용과 인내를 기를 수 있다고 믿는다. 수행자들의 마음은 신성에 집중되고 연결되어 있으며 박티 요가 수행자들은 그들의 헌신이 곧 신성과 연결되는 사랑의 행위라고 말한다. 진정한 사랑에 머물기 위해서는 의심, 고통, 갈등이 없어야 하며 마하트마 간디나 마틴 루터 킹이 박티 요가 수행자의 모델이다. 박티 요가에서는 헌신의 노래인 컬튼(Kirtan)을 부르는 게 일반적인 요가 방법이다.

(4) 카르마 요가(Karma Yoga)

카르마 요가는 신과 주변 사람들에게 봉사하는 요가방법이고 어느 누구도 이 길에서 벗어날 수 없다. 카르마 요가의 원리는 오늘 우리가 경험하는 것들이 모두 과거의 행동에 의해서 나온 결과이고, 오늘의 행동은 미래의 나를 만든다는 것이다. 카르마 요가는 행위의 결과를 기대하지 않는다. 개인적인 이익을 취하지 않고 하는 행위야말로 가장 좋은 '선'이라고 생각한다. 요가 경전인 『바그다드 기타』에는 카르마 요가가 *"의도를 가지고 행동하는 것이지 행동의 결과가 아니다"*라고 적혀 있다. 남을 돕기 위해 자발적 봉사나 평화

단체에서 일하는 것, 해비타트 단체(Habitat)에서 집을 지어주는 것 등이 카르마 요가 수행의 모델이다.

요가의 스타일

크리슈나마차르야(T. Krishnamacharya)는 1888년 남부 인도에서 태어나 '현대 요가의 할아버지'라 불린다. 크리슈나마차르야의 철학 중 가장 대표적인 것은 ***각 개인이 요가에 맞추는 것이 아니라 각 개인에 맞는 요가를 해야 한다***"는 것이다. 이러한 가르침은 20세기를 리드했던 세 명의 요가 지도자에게 전수되었는데 **파타비 조이스 (Pattabhi Jois)**, **아이엥가(Iyengar)**, 그리고 서방세계로 요가를 전달했던 그의 아들 **데시카차르(Desikchar)**이다. 이 선생들은 모두 요가 8단계에 고무되었고 그 후에 자기만의 독특한 요가 스타일을 개발하였다.

(1) 아쉬탕가 요가(Ashtanga Vinyasa Yoga)

크리슈나마차르야의 제자였던 파타비 조이스에 의해 개발된 빠르며 일련의 시퀀스 자세들로 구성된 요가이다. 아쉬탕가는 '8단계'라는 뜻으로 요가 수트라에 나오는 8단계 요가 수련법을 따른다. 계속되는 일련의 동작들을 하는 목적은 몸 안에 열, 즉 타파스(Tapas)를 발생시켜 태우고자 함인데 열을 만드는 것은 몸 안의 독소를 제거하고 정화하기 위함이다. 점점 어려운 동작들이 추가되는 6개의 시리즈로 구성되어 있으며 학생들은 자기수준에 맞는 동작을 하면 된다. 호흡에 의해 일련의 아사나가 진행되며 태양경배 자세(Sun Salutation)와 연결되어 있다. 현재 가장 많이 가르치고 있는 것은 기본적인 단계이며, 근육을 조이고 끊임없이 움직이므로 상당한 운동량이 필요하다. 파워 요가 혹은 빈야사 요가(Vinyasa Yoga)라고도 불린다.

(2) 아이엥가 요가(Iyengar Yoga)

크리슈나마차르야의 제자였던 아이엥가는 그 시대의 가장 영향력 있는 요기(Yogi)였다. 그는 어렸을 때 갑상선, 폐결핵, 말라리아를 가지고 있어서 신체적으로 매우 허약한 상태였으나 크리슈나마차르야의 지도아래 자기가 배운 아사나와 쁘라나야마(Pranayama)를 통해 자신의 질병을 치료하고 건강한 몸으로 회복되었다. 이 요가는 근육과 골격, 팔, 다리, 손, 발, 골반의 정확한 정렬에 특별한 주의를 기울인다. 예를 들어 아주 간단한 산 자세(Mountain Pose)에서조차도 발가락, 손가락, 머리, 목, 엉덩이 등 몸 하나하나의 정렬에 구체적인 지침이 있다. 특히 스탠딩 포즈에서는 이 정렬을 위해 다른 요가에 비해 좀 더 오래 포즈를 취한다. 이런 구체적인 정렬에 의식을 집중하기 때문에 아이엥가 요가 동작들은 좀 천천히 움직이며, 초보자들을 위한 비기닝(Beginning) 수업에서는 스탠딩(Standing) 자세가 강조된다. 아이엥가 요가에서는 부상이나 구조적 불균형을 잡기 위해 벨트, 요가 블록, 의자, 담요 등의 보조물을 사용한다.

(3) 비니요가(Viniyoga)

각 개인에 맞는 요가라고 불린다. 크리슈나마차르야가 그의 아들 데시카차르에게 가르쳤고 아사나와 쁘라나야마, 챈팅, 기도, 의식 등을 각 개인의 상태와 능력에 맞게 가르친다. 이 요가는 전통 요가에 중점을 두지만 수련자 각 개인의 나이, 신체상태, 건강, 필요 등을 고려해 자세를 취하고 훈련하는 것을 보다 고수한다. 비니요가는 숙련된 지도자가 제자와 일대일의 맞춤 수업을 하는 게 특징이다.

02
비니요가

비니요가의 기원

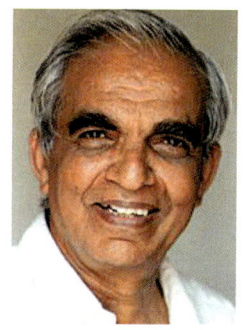

데시카차르

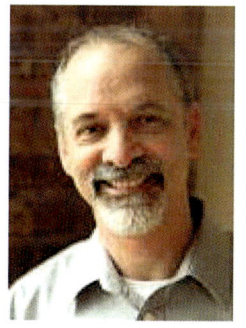

게리 크래프트소우

데시카차르는 1938년 크리슈나마차르야의 아들로 태어나 2016년 78세로 생을 마감했다. 20대인 1960년부터 크리슈나마차르야가 숨을 거둔 1989년까지 아버지의 가르침에 몰입했고 1976년 인도에 크리슈나마차르야 요가 만디람(Krishnamacharya Yoga Mandiram)을 설립하고 전세계 요가인을 대상으로 비니요가를 본격적으로 가르치기 시작하였다.

게리 크래프트소우는 콜게이트 프로그램(Colgate Program)으로 19살의 나이에 인도에 건너가 6개월 동안 요가와 힌두 신비주의에 대해 공부하였다. 미국에서 대학과 대학원을 졸업하고 다시 인도로 건너가 크리슈나마차르야와 그의 아들 데시카차르로부터 2년 동안 요가를 배웠다. 박사를 하기 위해 미국으로 돌아왔으나 끝없는 해석적 논쟁에 회의를 느껴 마침내 학위를 포기하고 다시 인도로 가서 데시카차르 밑에서 1년 반 동안 수련을 하였다. 데시카차르로부터 **"비니요가를 충분히 배웠으므로 이제 미국에 가서 가르쳐라"**라는 요청을 듣고 미국으로 돌아와 1983년 하와이에 '마우이 요가 테라피(Maui Yoga Therapy)'를 설립하고 처음으로 미국에서 비니요가를 가르치기 시작하였다. 1988년에 프랑스 파리에 있는 국제 비니요가로부터 미국인으로서는 처음 비니요가 특별자격을 수여받았다. 마우이 요가 테라피는 1999년에 아메리칸 비니요가 인스티튜트(American Viniyoga Institute)로 발전되어 설립되었다. 게리는 이곳에서 비니요가 강사들을 배출하고 비니요가의 교과서라 불리는 『요가 포 웰니스(Yoga for Wellness)』와 『요가 포 트랜스포메이션(Yoga for Transformation)』을 저술하였으며 미 전국에서 각종 세미나와 워크숍 등을 활발하게 개최하면서 비니요가를 이끌어 가고 있다. 나의 스승 트레이시는 게리 크래프트소우의 제자이고 비니요가의 전통을 그대로 유지하면서 요가 강사들을 가르치고 있으며 나 또한 비니요가 강사로서 비니요가 이론과 철학을 따르며 활발히 학생들을 지도하고 있다.

비니요가를 간단히 번역하면 '적절하게 변형, 응용한다'는 뜻으로 각 개인의 몸에 맞게 포즈를 취하는 것을 말한다. 그러므로 비니요가에서는 호흡, 움직임, 포즈의 변형, 수련자 각자에게 맞는 정확한 시퀀스를 강조하고 있다. 비니요가를 처음 경험한 사람들은 동작이 힘들지 않았지만 다음날 기분 좋은 근육 통증을 느꼈으

며 몸에서 느껴지는 변화에 놀랐다고 말을 하곤 한다.

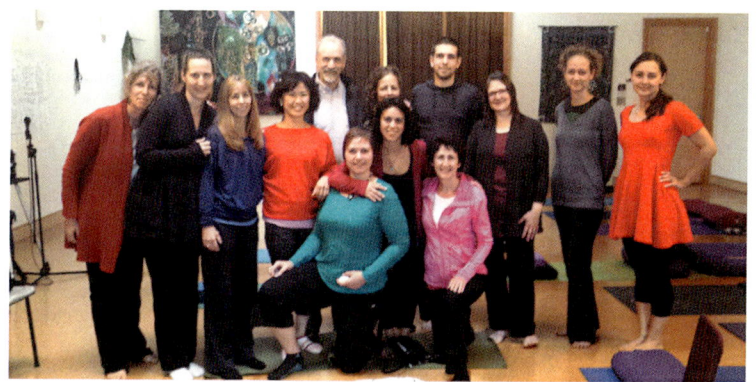

게리 크래프트소우의 '비니요가와 정서적 문제해결'에 관한 4일 간의 워크숍 기념사진

비니요가의 4가지 차별성

(1) 반복 후 자세 유지(Repeat the pose before we hold it)

우리 일상 생활의 동작 움직임은 대체로 일정한 패턴을 가지고 움직이므로 근육의 운동 범위가 대단히 제한되어 있다. 따라서 앉아서 앞으로 구부리는 전굴 동작(Paschimottanasana)을 깊이 들어가려고 했을 때 다리와 허리에서 "No, No, No!" 하면서 강하게 저항하는 것을 경험한 적이 있었을 것이다. 평소에 이런 움직임이 없었기에 이 동작에 대한 내성이 없기 때문이다. 따라서 자세를 오랫동안 유지하기 전에 반복동작을 하는 것은 우리 몸 조직의 내성을 키우는 좋은 방법이 된다.

그럼 왜 우리 몸 조직의 운동량이 줄어드는지 이유를 알아 보자.

첫째, 사용을 안 한다.

둘째, 잘못된 자세를 취한다.

셋째, 몸 연결조직에 수분이 부족하다.

넷째, 움직임의 패턴이 일정하다.

그러므로 자세를 오랫동안 유지하기 전에 다이내믹하게 몸을 웜업(Warm Up)하는 반복 자세는 다음과 같은 여섯 가지 이점을 준다.

첫째, 근육 막, 관절, 인대를 부드럽게 풀어 준다.

둘째, 요가 부상을 최소화한다.

셋째, 건강한 근육 톤을 만들어 준다.

넷째, 만성적인 근육 긴장을 풀어 주고 혈액순환을 돕는다.

다섯째, 관절의 운동 범위를 높여 준다.

여섯째, 동작과 동작을 자연스럽게 연결해 준다.

비니요가에서는 다운 독 포즈를 할 때 바로 다운 독 포즈에서 자세를 유지하지 않고 테이블 자세와 다운 독을 4~8차례 정도 반복해서 척추근육을 부드럽게 당겼다 늘렸다 하며 스트레치한 후에 다운 독에서 깊은 호흡과 함께 자세를 유지한다.

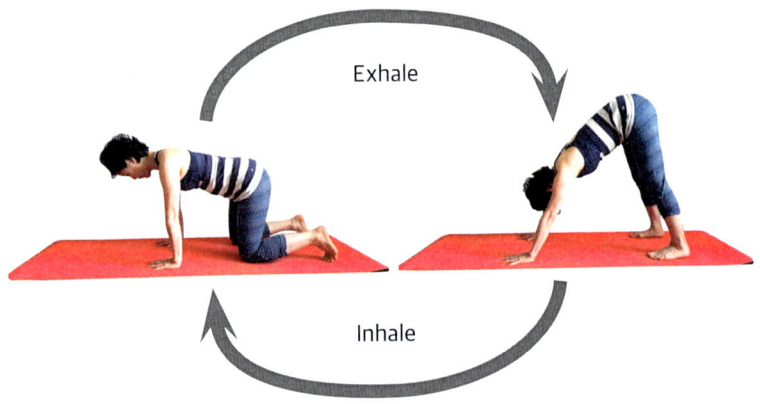

Exhale

Inhale

(2) 요가 폼보다는 기능에 초점(Adaptation)

아사나의 목적은 각자의 수련자에게 도움을 주기 위한 것이다. 따라서 완벽한 폼을 만들어내는 것이 목적이 아니라 자세로부터 얻을 수 있는 몸의 기능을 활성화하고자 하는 것이므로 각 사람에 따라 다른 폼, 포즈를 적용할 수 있다. 그러므로 학생들의 몸 상태와 필요를 알기 위한 요가 선생의 세심한 관찰이 무엇보다 중요하다 하겠다. 선생이 학생들을 관찰하지 않는다면 학생들의 필요를 알 수 없기 때문이다.

예를 들어, 휴식을 취하기 위해 아기 포즈를 잠시 유지할 때가 있는데 어떤 학생에게는 이 아기 포즈가 오히려 짜증나고 불편한 포즈로 느껴지는 경우도 있을 것이다. 다음 사진은 내가 진행했던 수업에 참여한 학생들인데, 아기 포즈에서 무릎이 정확하게 잘 굽혀지지 않는다든가, 무릎을 깊이 구부렸을 때 불편하다든가, 혹은 과체중으로 인해 아기 포즈가 힘든 경우에 담요나 볼스터(Bolster, 긴 베개)를 이용하여 포즈를 취하는 모습이다.

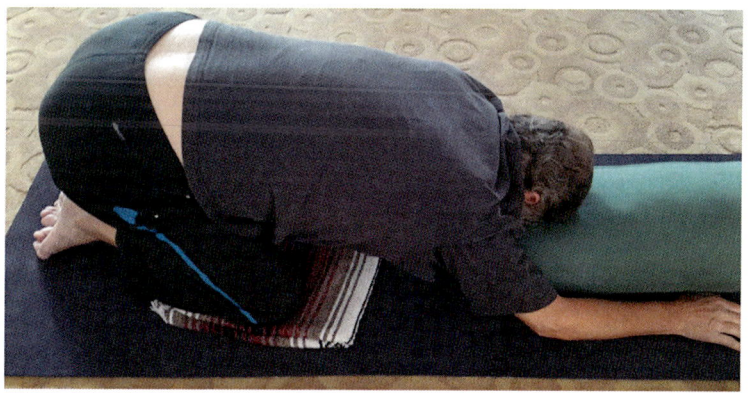

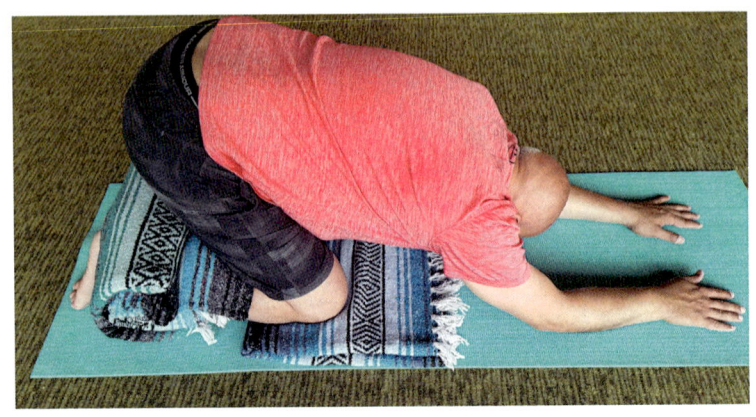

(3) 호흡과 동작의 연결(Linkage of breath and movement)

호흡은 요가 수련의 거울과 같다. 움직임의 속도와 호흡은 동작의 강도를 알려준다. (일반적으로 천천히 하는 동작이 더 강하다) 호흡과 동작의 움직임은 서로 긴밀히 연결되어 있어서 각각의 동작은 호흡 속에 쌓여 있다고 볼 수 있다. **아사나를 할 때 각각의 동작은 호흡으로부터 시작돼서 호흡으로 끝난다. 이것을 편지봉투 호흡법(Envelope Breathing)이라고 하는데 아사나 동작이 봉투 속에 들어 있는 편지라면 호흡은 겉을 싸고 있는 봉투와 같다고 해서 붙여진 이름이다.** 그러므로 동작에 들어가기 전에 호흡이 먼저 시작되고 동작이 끝난 후에 약간 남아 있는 호흡으로 마무리한다. 깊은 호흡은 척추의 움직임을 좋게 하고 근육을 부드럽게 하며 몸의 긴장을 풀어 주어 동작의 효과를 극대화시킨다.

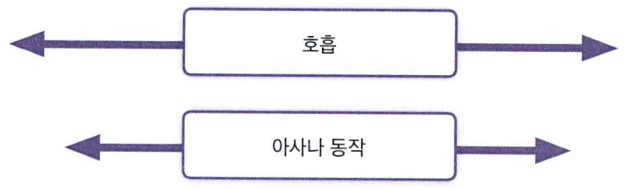

| 호흡 |
| 아사나 동작 |

비니요가에 처음 온 사람들은 첫 번째나 두 번째 수업은 매우 쉽게 느껴졌으나 시간이 갈수록 점점 쉽지 않다고 말한다. 이것은 비니요가를 할 때 호흡을 사용하기 때문이라고 생각하는데, **몸을 열고 늘리고 올릴 때는 숨을 들이쉬고, 몸을 굽히고 조이고 트위스트할 때는 숨을 내쉰다.** 호흡과 움직임을 통합하기 위해서는 의식의 집중이 요구된다.

(4) 시퀀싱(Sequencing)

비니요가에서는 시퀀스를 중요시하고 시퀀스에 맞춰 수업을 진행한다. 점차적으로, 구조적으로 그날 수업의 피크 포즈를 준비해 나가며 피크 동작이 끝난 후에는 다시 점차적으로, 구조적으로 원래의 몸으로 돌려 놓는다. 시퀀스는 요가 부상을 막고 수업의 효과를 최대화할 수 있는 아주 좋은 도구이다. 비니요가 강사과정에 등록하는 많은 학생들은 처음에 비니요가 시퀀스를 이해하고, 직접 짜 보고, 활용하는 데 많은 어려움과 실수를 경험하지만, 오랜 시간 동안 노력과 시간을 투자한 후 강사과정을 마쳤을 때는 마침내 훌륭한 비니요가 선생이 된다.

아사나 동작에서 효과를 극대화하는 방법

아사나 수련의 전통적 목표

최근에는 건강하고 튼튼한 몸을 정의할 때 측정 가능한 숫자나 일련의 활동과 유연성을 기준으로 하는 경우가 많다. 체질량 지수, 목표 심박수, 겉으로 봤을 때 말랐는지 뚱뚱한지, 몸을 구부려서 발가락에 손이 닿는지, 마라톤 완주 여부, 스쿼트(Squat) 개수 등이 그 예다. 요가 수업을 할 때도 연장된 사이드 밴드를 얼마나 오랫동안 할 수 있는지, 핸드 스탠드, 헤드 스탠드, 반딧불이 자세, 메뚜기 자세, 활 자세, 바퀴 자세, 원숭이 자세 등을 잘 할 수 있는지로 자신의 신체적 건강과 능력을 과시하는 경우가 있다. 그러나 전통적인 요가 책에서는 아사나에 대해 근육이라든가 신체적 자세 완성도에 관한 문구는 찾아볼 수 없다. 대신 신체를 우리의 정신 건강과 에너지를 담는 도구로 표현하고 잘 관리해야 하는 것으로 묘사하고 있다. 아사나는 단순한 육체적 단련을 넘어서서 육체와 마음을 연결하는 도구이면서 동시에 움직이는 디아나(Dhyana, 집중력) 훈련이기도 하며, 깨어 있지 못한 마음의 습관적 패턴을 바꿔주는 매우 훌륭한 수련법이다. 아사나 수련을 함으로써 주변을 인식하고, 상호 연결되는 예민한 의식을 고양할 수 있기 때문이다.

전통 요가 책에서 표현하는 아사나에 대한 정의를 보자.

하타 요가 쁘라디피카(Hatha, Pradipika) 1장 17절에는 이렇게 나와 있다.

> āsanaṃ sthairyam ārogyaṃ ca aṅga lāghavan.
>
> 아사나 수련은 몸의 자세를 안정되게 하며, 병에 적게 걸리게 하고 몸을 가볍게 한다.

요가 수트라(Yoga Sutra) 2장 46절에서는 이렇게 정의한다.

> Sthira Sukham Asanam.*
>
> 아사나는 편안하면서 견고하고 안정된 자세이다.

여기서 묘사된 아사나는 실제 수련을 위한 안내 지침서가 아니며, 아사나의 목표와 결과물을 표현하고 있음을 알 수 있다. 편안하다는 건 고통과 반대되는 의미로 포즈를 취하면서 억지로 힘을 주거나 과욕을 부림이 없이 자기에게 맞는 변형된 포즈를 취할 수 있다는 것을 의미하고, 견고함이란 불안, 동요와 반대되는 의미로 정신적·육체적으로 흔들림이 없는 평정한 상태를 말한다. 그러므로 견고하고 편안하다는 것은 몸뿐만 아니라 마음도 해당되어 아

---

*스티라(Sthira): 중력이 잡아 끄는 환경에서 밸런스가 무너지지 않고 움직임이 없는 안정된 자세를 유지.
수카(Sukha): 우리가 원하는 대로 자유롭게 움직일 수 있는 편안한 몸의 동작.

사나는 몸과 마음이 불안, 동요가 없고 형식에 치우침이 없이 균형을 유지하는 포즈여야 된다는 뜻이다.

그래서 데시카차르는 **"*아사나 동작은 긴장이 없는 집중, 해이함이 없는 이완이다*(It is attention without tension, loosening-up without slackness)"**라고 했다.

또한 미국 비니요가의 창립자이자 스승인 게리 크래프트소우(Gary Kraftsow)는 **"*자신이 요가를 잘하고 있는지를 측정하는 방법은 한달 전보다, 혹은 어제보다 얼마큼 포즈가 더 깊어졌는가가 아니라 나를 둘러싸고 있는 사람들과의 관계성이 얼마나 증진되었는가를 보는 것이다*"**라고 언제나 강조하였다. 만약 자신을 둘러싼 인간관계가 좀 더 안정적으로 변했고 갈등 없는 평화로움이 지속된다면 요가수련이 잘 되고 있다고 보는 것이다.

고대 인도의 요가 선생들과 구루(Guru)들은 건강을 지키기 위한 방법으로 아사나를 통한 몸과 마음, 호흡의 변화 3가지를 들었다.

첫째는 가벼운 몸의 감각인 앙갈라가밤(Angalaghavam)이다. 아사나 수련을 한 후 하루 종일 몸이 가볍고 날아갈 듯한 기분을 누구나 다 경험했을 것이다. 가벼운 몸은 자신감을 갖게 하고 몸의 유연함을 뜻한다.

둘째는 변화를 잘 견뎌내는 능력인 반바나바이하타(Dvand-vanabhighatah)이다. 이것은 보다 정신적인 훈련을 표현하는 것인데 변화를 받아들이고 새로운 것에 도전하는 것은 마음을 열고 한 단계 앞으로 나아가는 자신의 성장과 발전을 의미한다. 아사나 동작들도 우리가 평소에 잘 쓰지 않는 방향으로 몸을 돌리고 스트레치함으로써 새로운 육체적 변화와 경험을 하게 한다.

셋째는 우리가 늙어 죽을 때까지 몸과 마음을 균형 있게 발전시키고 유지하는 능력인 쁘라나야마(Pranayama) 훈련이다. 호흡 훈련을 통해 마음을 확장하고, 몸과 마음의 전반적 건강을 증진시킬 수 있다. 호흡은 에너지(Prana: life force, Chi: 기) 운동이므로 호흡 훈련 없이 완전한 건강을 기대하기는 어렵다. 아사나 동작에서 최대 효과를 얻기 위한 방법은 억지 노력 없는 자연스러움이다. 호흡이 부드럽고 깊고 자유롭게 흘러갈 때만이 자연스럽고 편안한 자세를 취할 수 있다. 우리가 아사나 동작을 위해 안간힘을 쓰고 불편함을 느낄 때는 호흡의 자연스러운 흐름이 깨지는 것을 경험했을 것이다. 그러므로 호흡의 흐름을 깨면서 아등바등 아사나 폼을 만들려고 한다면 건강한 삶을 향해 나아가는 것이 아니라 오히려 몸과 마음의 불균형을 초래하게 되는 결과를 얻게 되는 것이다.

아사나는 의도적인 목적을 가지고 의식을 집중하며 즐거운 마음으로 움직이는 동작을 말한다. 결코 인상을 찌푸리며 고통스럽게 움직이는 동작이 아니라는 말이다. 또한 의식 없이 기계적으로 움직이는 동작에서는 수련자가 기대하는 효과를 얻을 수 없다. 아사나를 수련할 때는 자신의 마음과 호흡이 동작과 함께 있어야 한다. 만약 아사나 동작을 하면서 호흡이 고르지 않고 생각이 다른 곳에 있다면 그것은 올바른 아사나를 하고 있지 않은 것이다.

아사나는 신체를 건강하게 하는 가장 좋은 방법 중 하나이다. 아사나를 수련하는 것은 신체를 강하고 유연하게 만들 뿐 아니라 신체의 불편함이나 통증을 없애 주고 민첩한 행동과 변화되는 환경에 저항력을 길러 준다. 아사나 수련은 일정한 기간 동안 수련을 마친 후에 자격시험을 치르는 과정도 아니고 일정 기간 후에 어떤 지표화된 결과를 보여 주는 것도 아니다. 단지 수련에 대한 그들의 헌신만이 있을 뿐이다.

아사나 동작을 할 때 자신의 발 위치나 얼굴 표정, 손의 위치, 어깨의 각도, 팔의 각도 등은 수련자 자신이 볼 수 없고 의식하지 못하기 때문에 자신이 제대로 하고 있는지 알 수 없다. 그러므로 잘못된 자세를 교정하지 않은 채 계속되는 수련은 오히려 몸의 균형을 깨뜨리고 자칫 부상으로 이어질 수가 있으므로 선생은 각 학생들의 신체적 움직임을 잘 관찰하여 정확한 자세로 안내하여야 한다. 또한 학생들에게 자신의 몸의 한계를 지나치게 벗어나는 무리한 동작을 하지 않도록 도와주며, 각자가 가진 동작의 한계를 존중하고 기다려 줄 수 있는 인내심이 있어야 한다.

모든 사람들은 몸 안에 여러 장기들과 두 개의 팔과 다리, 관절, 근육 등이 있는 같은 몸의 구조를 가지고 태어난다. 이 몸들은 항상성을 유지하며 항상 그 자리에 위치하고 움직이고 있지만 다른 한편으로는 외부의 기온 변화, 직업, 환경 같은 조건이나 변화에 매우 취약하기도 한다. 그러므로 우리는 이렇게 때때로 변하는 몸의 변화를 존중하며 아사나 수련을 해야 한다.

비니요가의 전통에 따르면 우리 인생을 태양에 비유하여 3단계로 나누어서 설명했는데 해가 떠오르는 시기를 청소년과 청년기(25세 이전), 해가 중천에 있을 때를 성인기(25~70세), 석양을 노년기(70세 이후)로 묘사하였다. 따라서 이 시기에 맞는 적절한 요가 수련이 요구되는데 청년기에는 몸의 성장과 규율을 쌓고, 몸의 의식을 고양하기 위해 좀 더 강도 높은 아사나에 집중하였고, 장년기에는 그들의 직장에서 경력을 쌓고 가족을 돌보는 바쁜 생활을 돕기 위해 좀 더 호흡과 에너지 조절 훈련에 집중하였으며, 노년기에 접어든 학생들에게는 신체 각 기관의 활동을 잘 유지하고 자기 성찰과 영성 활동에 좀 더 집중하였다. 요가를 하는 대부분의 학생들은 성인기에 해당하는 사람들이므로 그들 삶에서 부딪치는 도전들을 이겨내기 위한 신체적 단련뿐만 아니라 삶에서 겪는 어려움, 미래에 대한 불안, 걱정 등에 대한 심리적인 유연성과 면역력을 키우는 훈련도 마땅히 함께 해야 한다. 그러기 위해서는 아사나 훈련과 더불어 호흡 운동도 수업시간에 정기적으로 훈련하여 생리적, 심리적, 정서적인 안정감을 높이고 신체적, 정신적 밸런스를 맞춰서 요가 훈련을 극대화시키도록 한다. **호흡운동은 생리적인 웰빙, 이를테면 에너지 레벨, 숙면과 관련된 이슈, 스트레스 관리를 하는 데 특히 도움을 준다.**

아사나 동작에 따른 호흡법

호흡을 깊이 들이마시기 위해서는 가슴이 충분히 확장되어야 한다. 또한 충분히 호흡을 내쉬기 위해서는 복부근육이 수축되어야 한다. 그러므로 충분히 숨을 들이쉬고 내쉬기 위해서는 가슴과 복부의 움직임이 필요하다.

(1) 숨을 들이쉬며 하는 요가 동작들
① 손을 머리 위로 올릴 때

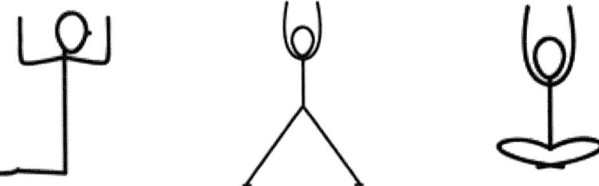

② 백 밴드를 할 때

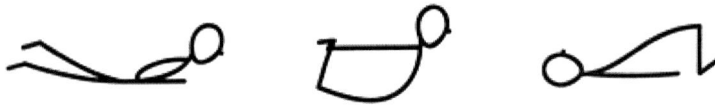

③ 고개를 위로 들어 올릴 때

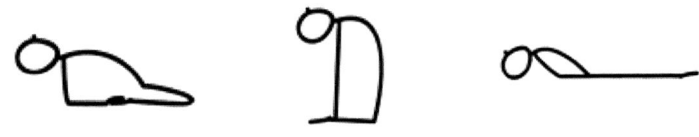

(2) 숨을 내쉬며 하는 요가 동작들

① 손을 아래로 내릴 때

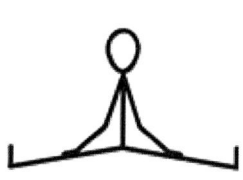 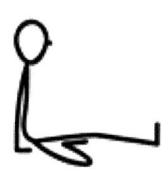 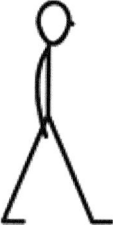

② 포워드 밴드를 할 때

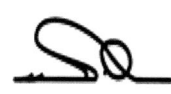 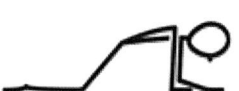 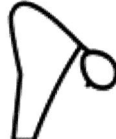

③ 트위스트 동작을 할 때

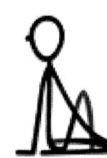 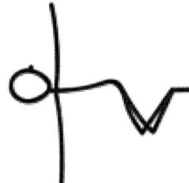 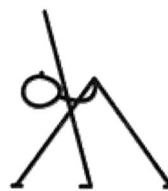

④ 사이드 밴드 동작을 할 때

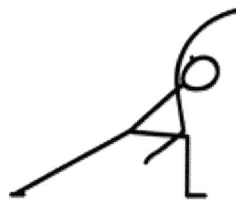 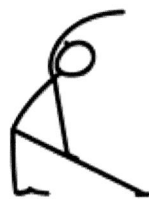 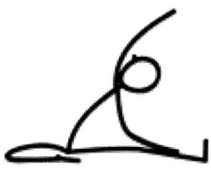

- 숨을 들이쉬고 호흡을 멈추었을 때는 움직이지 않는다.
- 숨을 내쉰 후 호흡을 멈추었을 때는 움직여도 된다.

아사나 수련을 위한 기본 지침

◆ 갑작스럽고 빠른 움직임을 피하고 천천히 움직인다.

◆ 편한 마음으로 하되 숨을 내쉴 때 좀 더 깊은 자세로 들어가며 자세에서 얻어지는 이득을 좀 더 강하게 하고 싶을 때는 중력을 이용한다.

◆ 아사나 수련을 매일 일정한 시간에 한다. 이렇게 규칙성을 만들어 놓으면 마음이 수련할 것을 미리 준비하기에 게으름과 나태함에 굴복하지 않고 핑계대지 않는다.

◆ 하루에 세 시간 수련하고 이틀 쉬는 것보다 하루에 한 시간씩 3일 하는 것이 더 효과적이므로 자주 요가 매트에 올라가는 시간을 갖도록 한다.

◆ 자신의 능력을 오버하는 자세를 취하지 않는다. 지나치게 폼을 만들려고 자신의 능력 이상으로 격렬하게 몸을 혹사시키는 것은 요가 부상을 초래할 뿐만 아니라 신경계 혼란을 가져오기도 한다. 이러한 행동은 자신의 몸에 일종의 폭력을 가하는 행위와 같기 때문에 언제나 몸을 사랑하는 마음으로 수련을 한다. 그리하면 몸이 당신을 위해 건강으로 보답해 줄 것이다.

◆ 쉬지 않고 움직이는 다이내믹한 아사나 플로(Flow)를 빠르게 계속하면 신경계가 흥분하고 심박수가 증가하므로 요가의 전통

적 목표인 신경계 안정과는 반대되는 상황을 만든다. 그러므로 포즈와 포즈 사이에는 항상 심박수가 제자리로 돌아오는 시간을 주기 위해 잠시 릴랙스한 휴식시간을 갖고 다음 동작으로 넘어간다.

♦ 동작을 홀드하고 유지할 때는 호흡을 길고 부드럽게 하되 절대 멈추지 않는다. 숨을 들이쉴 때는 가슴을 확장하고 숨을 내쉴 때는 가슴과 복부가 수축한다.

♦ 아사나 수련을 할 때 눈을 감고 하는 것은 신경계를 안정화시키고 자신의 의식을 내부로 가져오는 데 효과적이다. 특히 잠시 휴식 시간을 갖고 있을 때는 눈을 감고 몸 안에서 일어나는 느낌에 주목한다.

♦ 배가 가득한 상태에서는 소화불량이나 위통을 유발할 수 있기 때문에 절대 수련하지 않는다. 수련은 식사 전이나 식간에 하는 것이 가장 바람직하다.

♦ 생리 중인 여성은 아사나 수련 대신에 호흡 운동이나 깊은 명상 시간을 갖는 것을 추천한다.

아사나 동작별 올바른 자세법과 포즈 예시
— 포워드 밴드, 백 밴드, 트위스트, 사이드 밴드, 인버전, 밸런스, 익스텐션

(1) 포워드 밴드(Forward Bend, 전굴 동작)
포워드 밴드를 할 때는 얼마나 깊은 자세까지 들어갈 수 있는가 보다는 얼마나 깊이 이완될 수 있는가에 의식을 집중한다. 몸을 더 굽히기 위해서 애를 쓰고 땀 흘리기보다는 중력에 굴복하고 현재 이 순간의 경험을 알아차리며 호흡에 집중한다.

① 포워드 밴드의 목적

- 1차 목적은 몸의 뒷부분, 즉 허리 중 특히 요추를 스트레치하는 것이다.

- 2차 목적은 다리 뒷부분, 목, 어깨 등을 스트레치하며 몸 뒷부분 근육에 쌓인 긴장과 당김을 풀어 주는 것이다.

② 포워드 밴드의 부상 위험 요소

- 잘못된 자세를 했을 때 허리를 다칠 수 있고 요추와 목 근육의 압박감을 느낄 수 있다. 특히 비대칭 자세를 했을 때 천골에서 느껴지는 압박감, 팔을 돌려 손을 잡는 포즈(Binding)를 할 경우 느껴지는 어깨 중압감으로 인해 계속 같은 자세를 수련하게 되면 요가 부상으로 이어질 수 있다.

- 허리 디스크나 척추 신경에 문제가 있는 경우에는 포워드 밴드를 하지 않는다.

- 천골에 염증이 생겨 아픈 경우에는 비대칭 포워드 밴드를 삼간다.

③ 포워드 밴드의 정확한 폼이란?

- 골반과 요추 사이의 각도를 잘 조절하는 것이 정확한 포워드 밴드 폼을 만드는 키(Key)인데 숨을 내쉴 때 배를 집어넣는 것이 요추를 스트레치하는 데 도움을 준다. 무릎을 약간 부드럽게 굽혀서 다리 뒷부분을 스트레치하기보다는 요추를 늘리는 데 집중한다. **몸의 상체와 골반이 한 개의 단위로 움직이며 무릎을 약간 부드럽게 구부리는 자세는 몸을 앞으로 굽혀 내리고 다시 올릴 때 요추**

를 반듯하게 펴는 데 도움을 준다.

④ 동작 설명

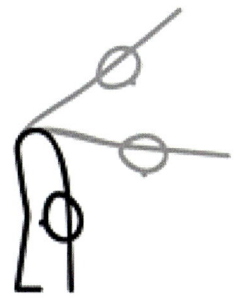 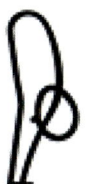

- 숨을 들이쉴 때는 가슴을 먼저 들면서 올라오고 의식적으로 척추를 늘려서 척추 사이에 공간을 만든다.

- 숨을 내쉴 때는 마치 손 끝에 공이 있다고 상상하고 공을 바깥으로 밀면서 최대한 팔과 허리를 늘리면서 내려온다. 무릎을 부드럽게 하고 천천히 배를 집어 넣으면서 몸이 아래로 숙여지며 골반이 위로 올라간다. 고개를 위로 쳐들면 목에 스트레스가 쌓이므로 자연스럽게 아래로 숙여 목을 가볍게 스트레치한다.

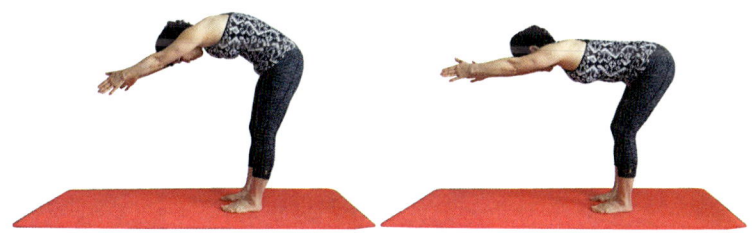

스탠딩 하프 포워드 밴드의 잘못된 예(왼쪽)와 잘된 예(오른쪽)

⑤ 포워드 밴드의 동작 예

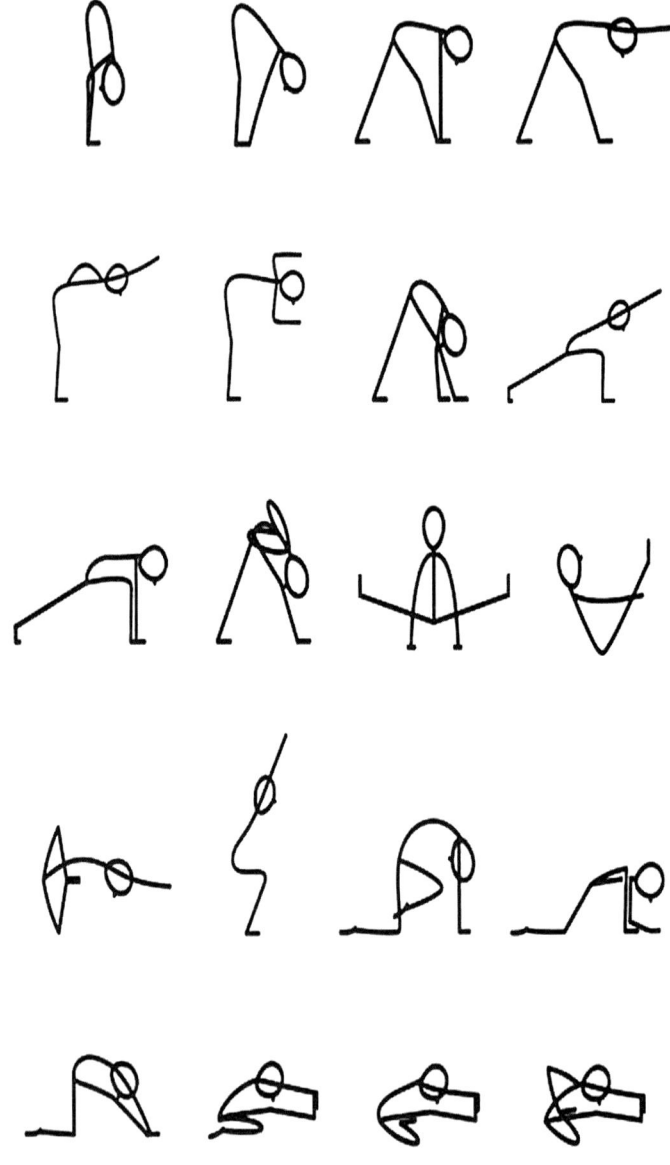

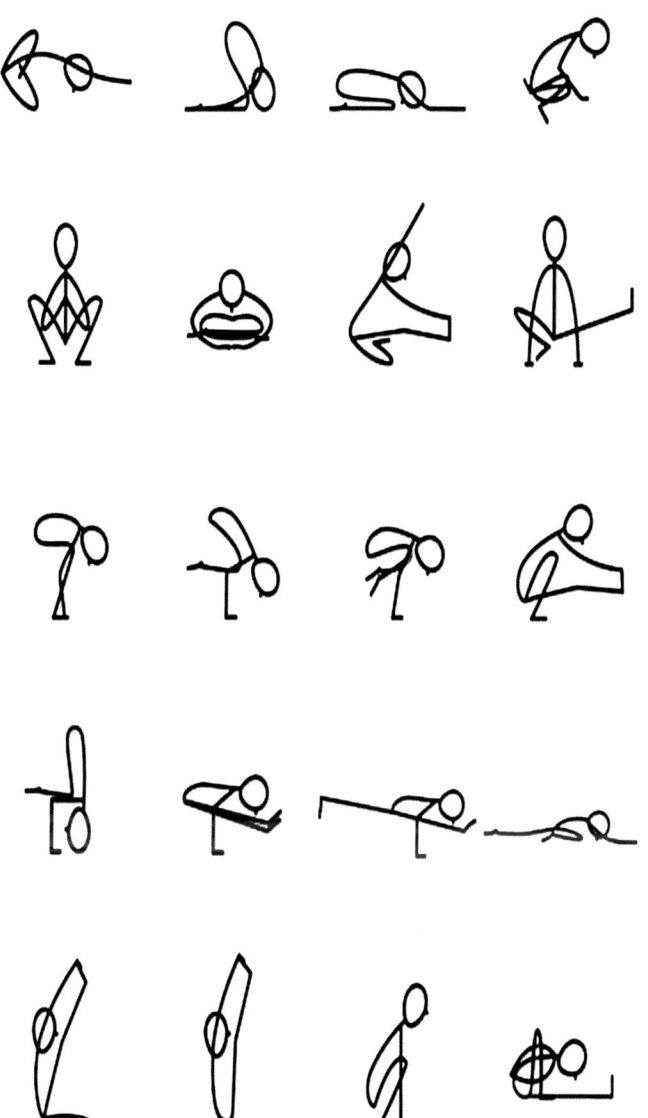

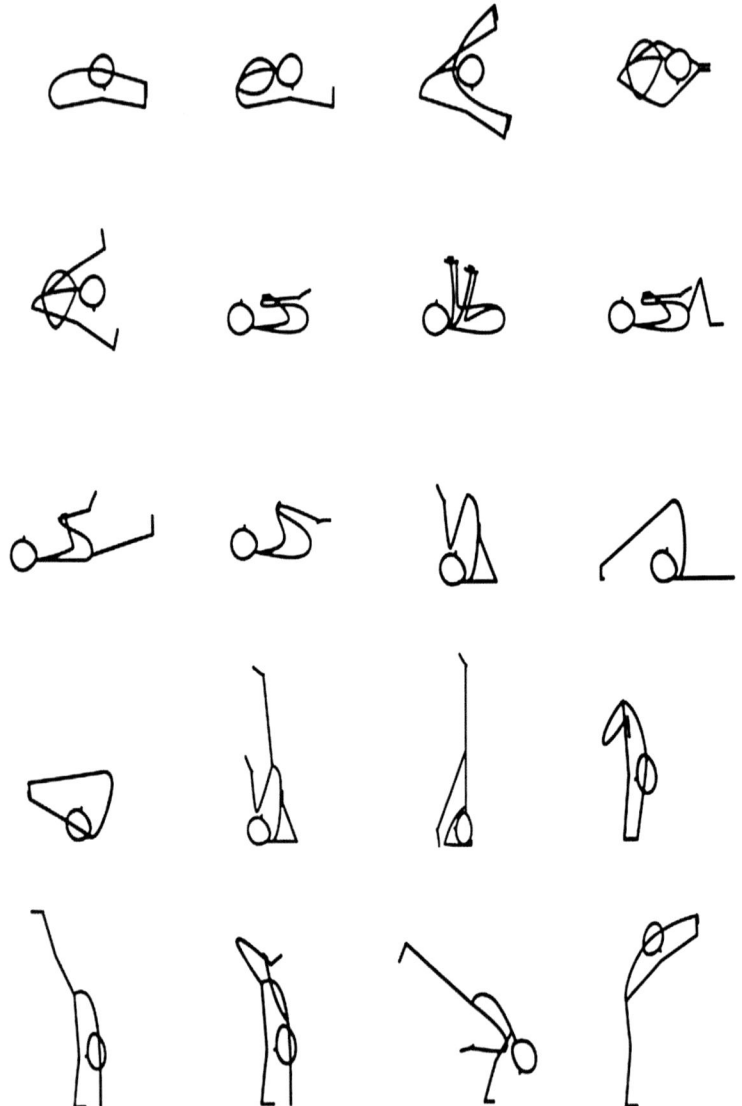

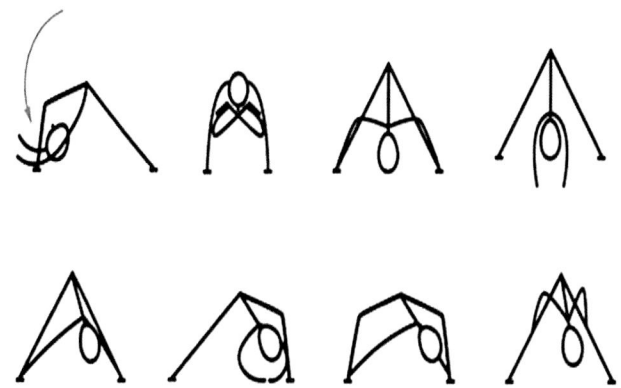

(2) 백 밴드(Back Bend, 후굴 동작)

백 밴드는 허리 건강을 위해 가장 중요한 동작 중 하나이다. 골반과 다리가 대칭 자세에서 척추를 지지하는 근육들을 강화시키므로 **대칭 백 밴드는 천골을 안정화시키는 가장 좋은 자세이다.**

① 백 밴드의 목적

- 1차 목적은 척추의 유연성을 증진시키고 흉추의 자세를 바로잡는 것이며, 그 목적에 부합하는 강력한 포즈이다.

- 2차 목적은 심장과 가슴을 확장하여 에너지를 업시키고 자신의 감정을 오픈시키며 몸의 앞부분을 스트레치하는 것이다.

② 백 밴드의 부상 위험 요소

- 깊은 백 밴드 동작에서 호흡이 깊지 않으면 허리에 강한 중압감을 느끼며 계속되는 백 밴드 동작으로 인해 허리 디스크를 다칠 수 있다.

- 의식하지 못한 채 목을 위로 쳐들게 되면 목에 지나친 긴장이

쌓이고 어깨, 손목, 무릎에 심한 압박감을 느낄 경우에는 백 밴드를 하지 않는다.

　- 깊은 비대칭 동작은(예를 들면 왕비둘기 자세 등) 천장관절에 압박감을 준다.

　- 폐기종이 있는 사람, 혈압 조절이 안 돼서 혈압이 늘 높은 사람, 천식 환자, 심장 부정맥 환자, 요추에 통증이 심한 사람 등은 백 밴드를 하지 않는다.

　③ 백 밴드의 정확한 폼이란?

　백 밴드를 잘 하기 위해서는 충분히 깊은 숨을 들이쉬어야 한다. 숨을 들이쉬면서 흉추를 늘리고 가슴을 확장한다. 백 밴드를 할 때 지나치게 요추를 꺾어 누르거나 둥근 아치를 만들려 하지 말고 흉추를 반듯하게 늘리면서 동작을 취한다. 어깨는 귀로부터 멀게 내려놓고 견갑골을 약간 안쪽으로 당기며 자세를 취한다. 목을 위로 쳐들게 되면 요추가 아래로 꺼지며 요추에 압력이 가중되므로 목을 척추의 연장선 상에 놓는다.

④ 백 밴드 동작의 예

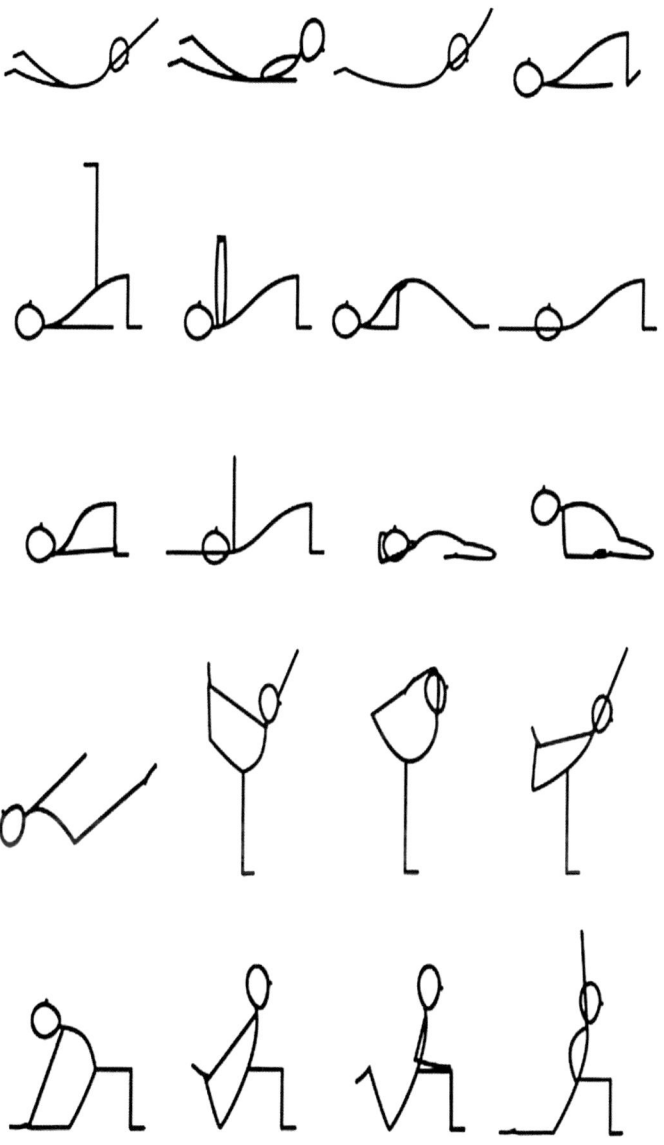

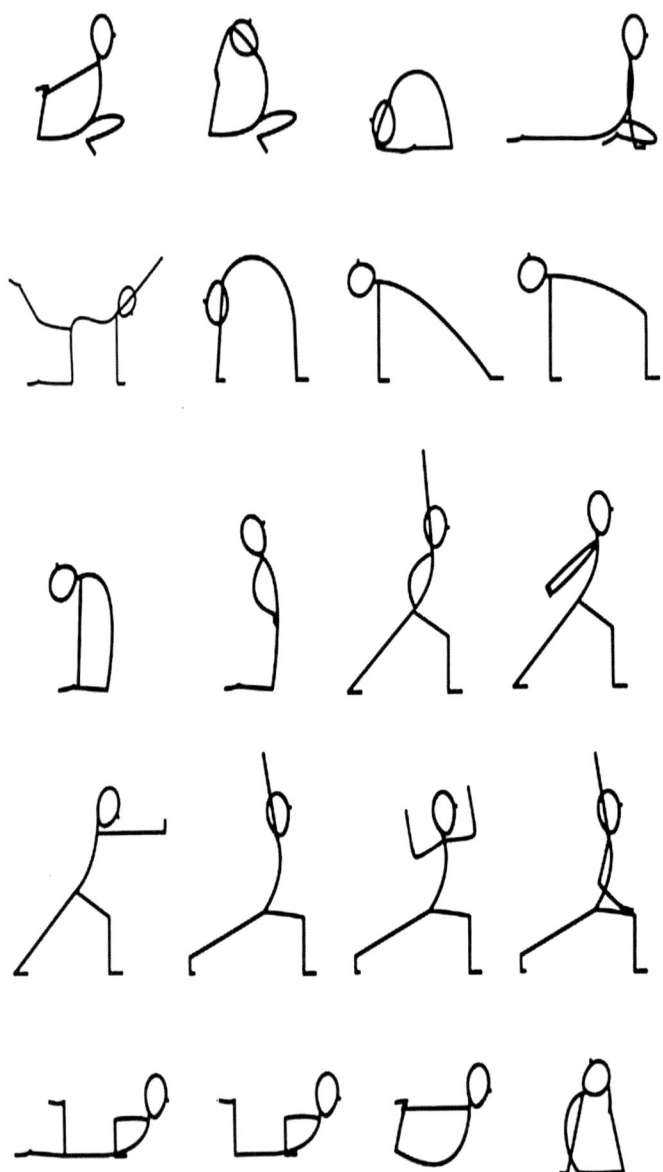

내 몸과 마음을 여는 비니요가의 비밀

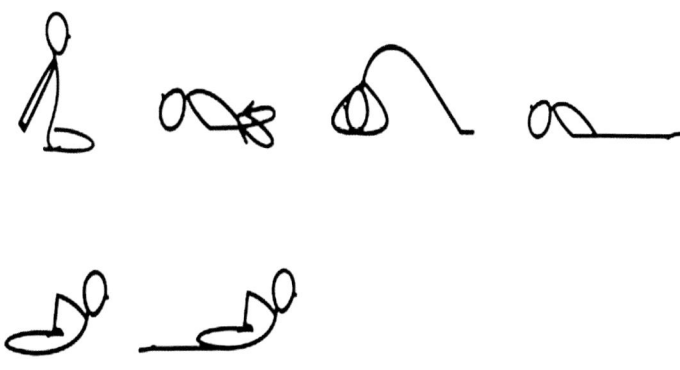

(3) 트위스트(Twist, 몸 뒤틀기)

트위스트 동작은 몸의 불균형을 잡아 주는 가장 좋은 포즈이고 장기를 조여줌으로써 치료적 효과가 큰 동작들이다.

① 트위스트의 목적

- 1차 목적은 척추의 회전력을 높이고 척추를 연결하는 깊은 근육들을 활성화시키는 것이다.

- 2차 목적은 척추, 골반, 견갑골을 제자리로 돌려 놓고, 목, 어깨, 골반의 근육과 골격의 밸런스를 되찾는 것이다.

- 트위스트는 골반 뒤쪽을 여는 좋은 동작이다. 목과 어깨 부분에 혈액순환을 좋게 하고, 힘과 유동성을 증가시키며, 내부 장기를 자극해서 몸 안의 독소를 빼내는 디톡스(Detox) 작용을 돕는다.

② 트위스트의 부상 위험 요소

- 무릎과 천골, 골반에 압박감을 느끼며 심하면 척추 디스크의 위험에 노출된다.

- 요추와 목에 압박이 있으며 어깨를 돌려 두 손을 혹은 손이 발을 붙잡았을 때(Binding) 어깨에 강한 압박감을 느낀다. 허리와 목에 통증이 심한 경우와 천골에 통증이 있거나 복부와 대장에 염증이 있는 경우 그리고 임산부는 트위스트 동작을 하지 않는다.

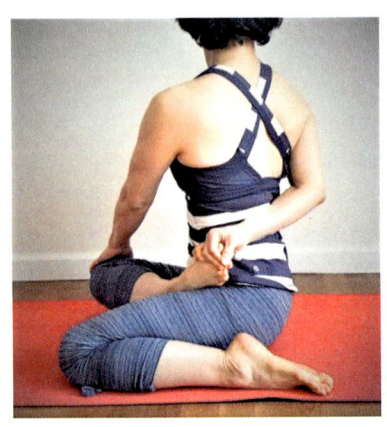

③ 트위스트의 정확한 폼이란?

- 트위스트 폼의 시작은 팔로부터가 아니라 복부에서 시작되며 포즈를 취하면서 팔은 힘을 주지 않고 부드럽게 늘린다.

- 숨을 들이쉴 때 척추를 길게 늘리고, 숨을 내쉴 때 척추를 늘인 상태에서 배를 척추 쪽으로 잡아당기며 트위스트 포즈를 취한다.

- 서 있거나 앉은 자세에서의 트위스트 동작은 복부 아래와 하체는 고정하고 상체를 트위스트하면서 목이 같이 돌아간다. 이때 척추를 반듯하게 폈을 때 트위스트 효과는 더 좋아진다.

- 앉은 트위스트 자세에서는 허리를 쭉 펴서 가슴이 배로 기울지 않도록 한다. 누워서 하는 트위스트에서는 상체를 고정하고 복부 밑에서부터 시작하여 두 다리를 움직여 트위스트한다.

- 트위스트 동작은 대부분 목뼈와 흉추 쪽에서 회전이 일어나고 요추의 회전은 거의 미미한 편이다.

④ 트위스트의 동작 예

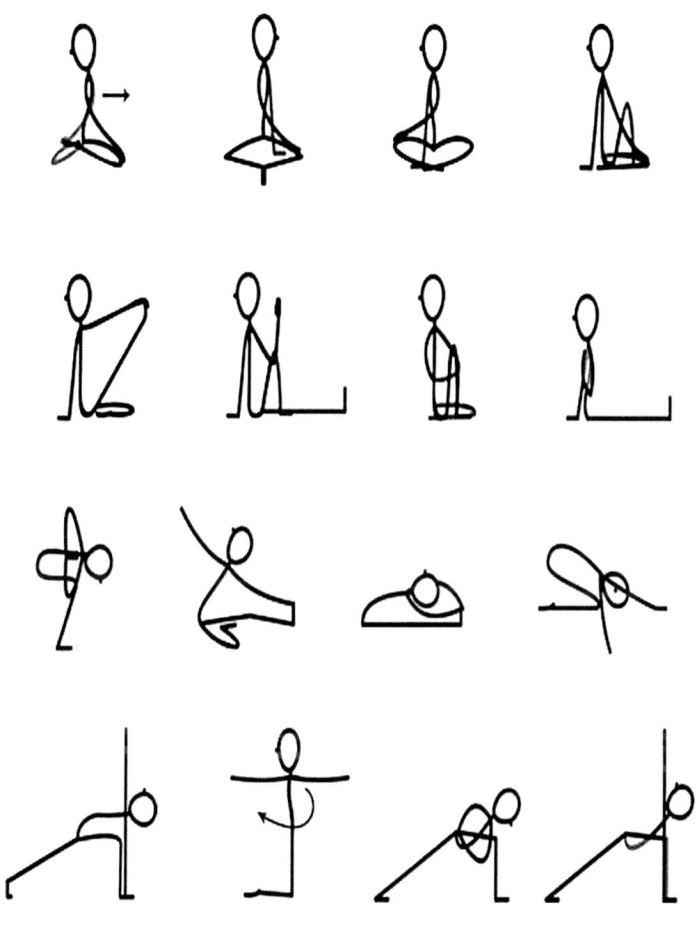

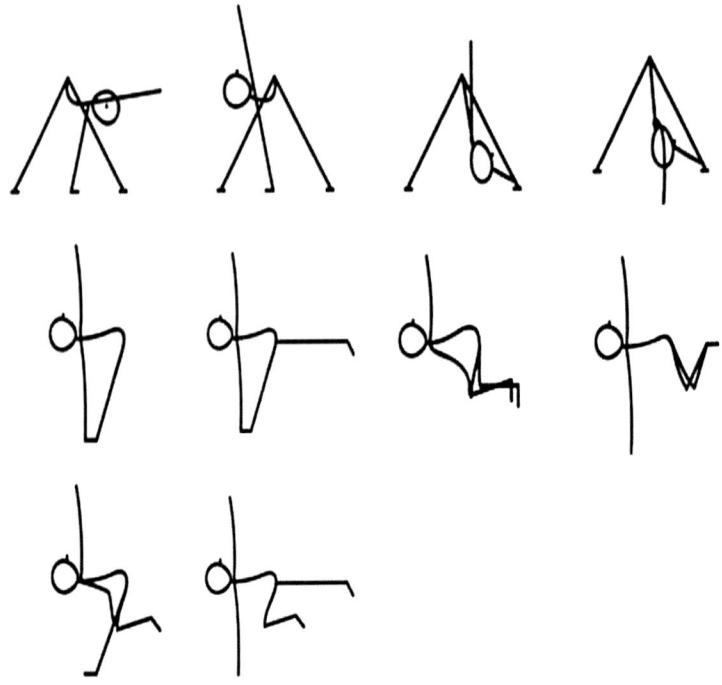

(4) 사이드 밴드(Side Bend, 옆구리 스트레치)

사이드 밴드는 일상생활에서 잘 하지 않는 동작이다. **이 동작은 트위스트 동작처럼 내부 장기를 자극하며, 신체적 불균형을 잡아 준다.** 이 동작을 활용할 때는 천골에 불편함이 없도록 시퀀스를 짜야 한다.

　① 사이드 밴드의 목적

　- 1차 목적은 몸의 옆 부분을 스트레치하여 척추의 유연성을 증가시키는 것이다. 또한 골반 앞부분과 엉덩이 관절, 사타구니 등을 연다.

- 2차 목적은 견갑골, 허벅지 안쪽을 스트레치하고 강화시키는 것이다. 회음부 쪽의 혈액 순환을 좋게 하고 복부와 어깨의 옆 부분을 스트레치한다.

② 사이드 밴드의 부상 위험 요소

- 척추 옆 부분, 천장관절, 무릎과 골반에서 압박감을 느끼며 팔을 돌려 잡는 포즈(Binding)에서는 어깨에 강한 중압감을 느낀다.

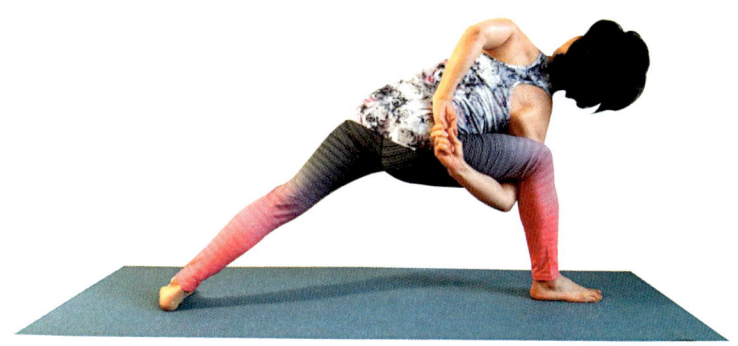

③ 사이드 밴드의 정확한 폼이란?

- 숨을 들이쉴 때는 척추 사이가 멀어지도록 척추를 최대한 늘이고, 숨을 내쉴 때는 복부를 집어 넣으면서 사이드 밴드 동작을 취한다. 사이드 밴드를 할 때 어깨를 열고 팔이 최대한 옆으로 가게 하되, 앞으로 기울어지지 않도록 자세를 취한다. 이때 약간 뒤로 간다 생각하고 동작을 취한다.

- 천골과 요추에 통증이 있을 때는 자신의 몸에 맞게 변형된 아래의 초승달 포즈 같은 쉬운 자세를 취한다.

초승달 포즈 동작 설명

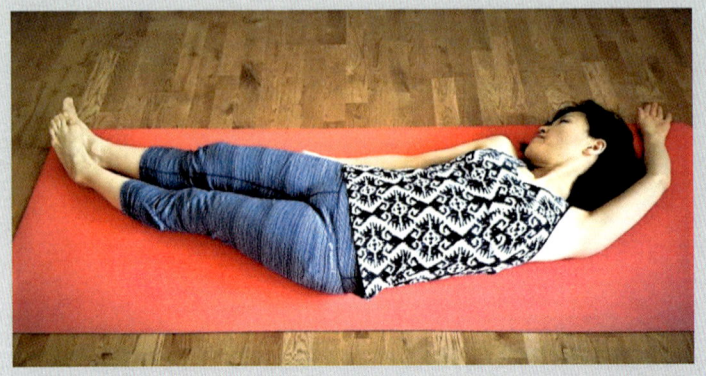

1. 허리를 바닥에 대고 매트 중앙에 눕는다.

2. 두 발을 모아 매트 오른쪽으로 가져가고 어깨와 머리도 매트 오른쪽으로 가져가 초승달처럼 아치를 만든다.

3. 두 팔을 몸 옆에 두었다가 숨을 들이쉬며 왼팔로 원을 그리면서 바닥을 스치며 머리 위로 들어 올리고 고개를 오른쪽으로 돌린다. 왼쪽 옆구리를 스트레치한다.

4. 숨을 천천히 내쉬면서 고개가 정면으로 돌아오며 팔을 내린다.

5. 왼쪽 스트레치를 여섯 번 반복하고 자세를 30-50초 유지한 후에 두 발과 몸을 왼쪽으로 옮겨 같은 동작으로 오른쪽 옆구리를 스트레치한다.

④ 사이드 밴드의 동작 예

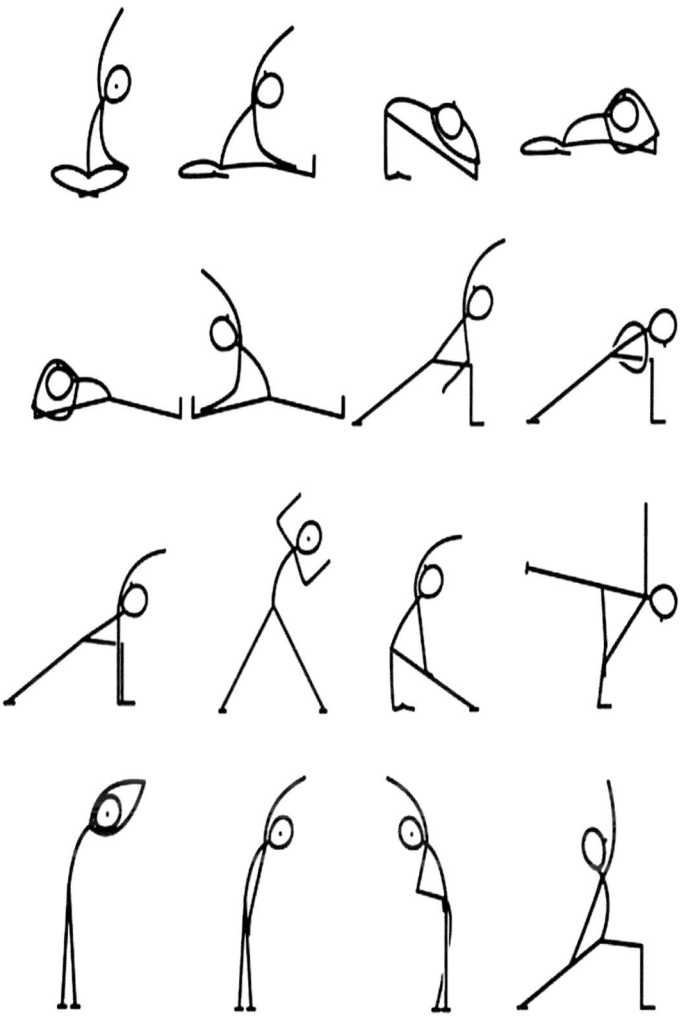

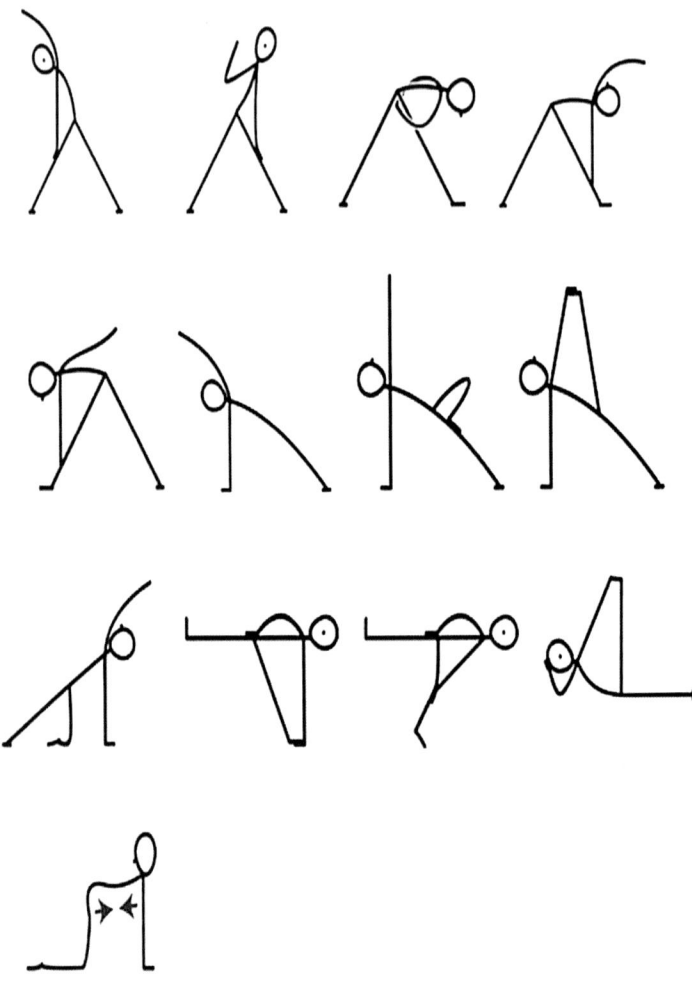

(5) 인버전(Inversion, 거꾸로 동작)

중력과 반대되는 동작으로 신체적·생리학적으로 많은 이로움이 있다. 근육조직과 장기를 건강하게 해 주며, 혈액과 림프의 순환을 좋게 하고, 척추 근육과 호흡계 근육을 강화한다. 마음을 차분하게 가라앉히는 데도 도움이 된다. 의자나 벽, 테이블 등을 이용하여 변형된 인버전 동작을 할 수 있다.

① 인버전의 목적

- 인버전은 생리학적인 면과 근육 골격 면에서 이로움을 준다.

- 1차 목적은 생리학적으로 갑상선 등의 내분비를 강화하는 것이다. 생리학적 밸런스와 효율성을 좋게 하고, 림프순환과 혈액 순환을 증가시키며, 스트레스를 줄인다. 신진대사를 좋게 하고 불면과 피로회복에 도움이 되며 에너자이징 효과가 있다.

- 2차 목적은 근육 골격 면에서 복근과 요추의 근육탄력과 힘을 증가시키며 호흡계 근육을 강화시킨다.

② 인버전 주의 사항

- 숄더 스탠드(Shoulder Stand)나 헤드 스탠드(Head Stand), 핸드 스탠드(Hand Stand)를 그룹 클래스에서 가르칠 경우에는 선생이 학생들의 몸 상태를 잘 알고 있고, 학생들이 안전하게 잘할 수 있다는 확신이 서 있을 때 하도록 한다.

- 인버전 포즈를 취하는 동안에는 절대 목을 돌리지 않으며 헤드 스탠드는 갑작스런 넘어짐으로 인해 목과 어깨 부상의 위험에 노출될 수 있으므로 그룹 클래스보다는 개인 레슨에서만 하는 걸 권장한다. 헤드 스탠드를 할 때는 누구든지 자신의 몸에서 일어나는 변화에 계속 의식을 집중해야 한다.

- 또한 인버전 포즈를 하기 전에는 포워드 밴드, 백 밴드와 스탠딩, 트위스트 포즈들을 준비 동작으로 반드시 하고 넘어간다.

- 계속되는 인버전 수련으로 인해 나타나는 부상은 몸에 축적되

이 있다가 몇 달 혹은 몇 년 후에 나타나기도 한다. 그러므로 인버전을 피크 포즈로 수업에서 하고자 할 때는 목, 어깨, 흉추를 미리충분히 풀어주고 숄더 스탠드나 헤드 스탠드가 끝난 후에는 몸에쌓인 스트레스를 풀어서 몸을 원래대로 돌려주는 시퀀스를 짜는것이 무엇보다 중요하다.

③ 인버전의 부상 위험 요소

- 목 디스크의 위험에 노출되며, 어깨, 요추, 흉추 등에 강한 압박감을 느끼고 심장과 머리, 눈에 압력이 높아진다.

- 목과 어깨가 많이 굳어 있거나 통증이 있는 사람, 혈압 조절이안 되는 사람, 녹내장, 축농증 환자, 생리 중인 사람, 임신중인 사람, 과체중인 사람, 목이 보통 사람에 비해 너무 짧거나 긴 사람, 머리가 앞으로 숙여진 사람, 골다공증 환자, 다리가 평균 이상으로긴 사람은 인버전 동작을 하지 않는다.

④ 인버전 동작의 예

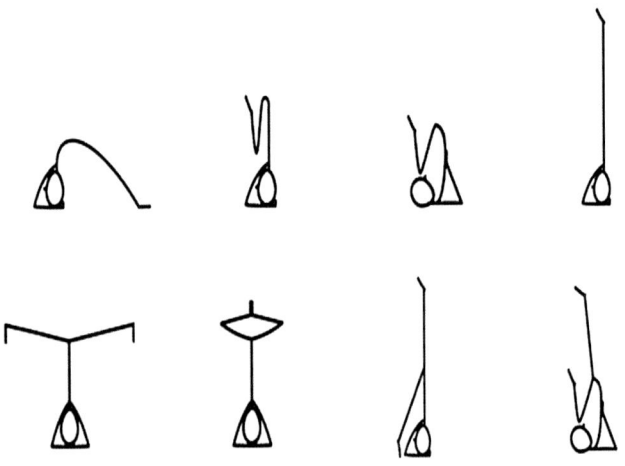

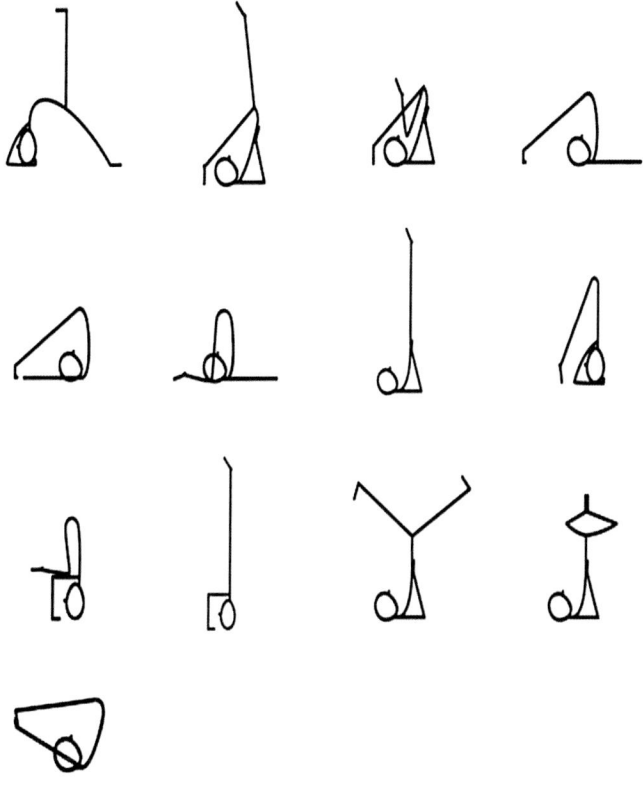

(6) 밸런스(Balance)

　밸런스 포즈들은 포워드 밴드, 백 밴드, 사이드 밴드, 트위스트와 함께 행해지는데 스탠딩 밸런스(Standing Balance)들은 대체로 스탠딩 포즈의 마지막 부분에서 하게 된다. 이때 어깨, 골반, 허리를 미리 충분히 풀어주고 마음을 집중한 다음에 하도록 한다.

　① 밸런스 자세의 목적

　- 1차 목적은 넘어짐을 방지하는 것이다. 레그 밸런스 포즈에서는 다리와 무릎의 근육을, 암 밸런스 포즈에서는 어깨, 팔, 손목의

근육을 강화하고 몸 전체의 구조적 안정감을 증진시킨다.

　- 2차 목적은 근육과 뇌신경의 연결성을 증진하는 것이다. 밸런스 자세는 집중력과 정서적 안정감을 높이며, 자세를 유지하는 시간이 길어짐에 따라 성취감을 느낄 수 있다.

　② 밸런스 자세 주의 사항

　- 동작을 할 때 복근을 이용하고, 선생은 되도록 말을 적게 하여 학생들로 하여금 주의를 집중하게 한다.

　- 밸런스 자세를 할 때는 언제나 눈을 떠야 하며 자신의 몸 앞에 있는 바닥을 바라본다.

　③ 밸런스 동작의 부상 위험 요소

　한 발로 서는 레그 밸런스 자세에서는 요추에 강한 압박을 느끼며, 자세를 유지하는 중에 골반, 무릎, 발목, 어깨, 천장관절에 심한 스트레스를 느낄 경우에는 즉시 자세에서 빠져 나온다.

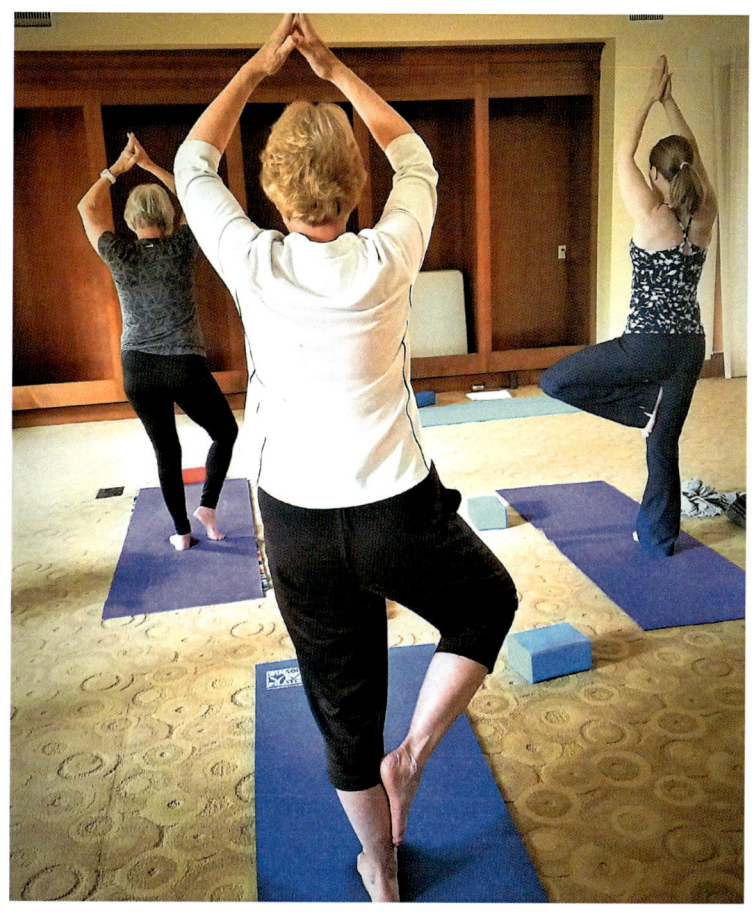

30대부터 70대까지 섞여 있는 요가 수업에서 나무 포즈를 취하는 수련생들

    - 두 팔로 체중을 견디는 암 밸런스는 손목, 팔꿈치, 목, 어깨, 흉추에 심한 스트레스를 느낀다. 그러므로 손목이나 팔꿈치, 어깨 관절이 약하거나 부상이 있는 경우에는 이 자세를 삼간다.

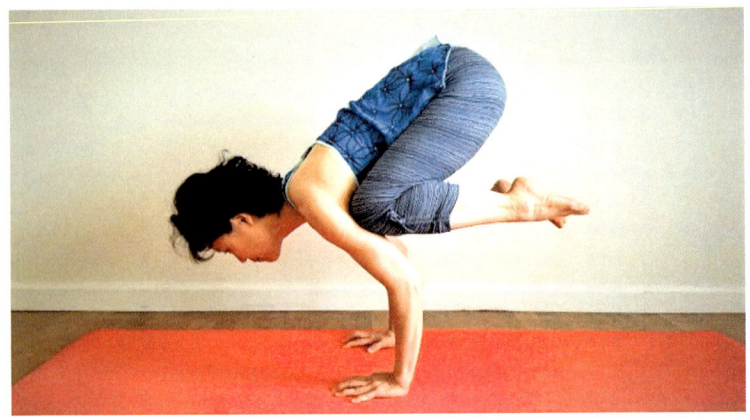

④ 밸런스 자세의 예

- 레그 밸런스

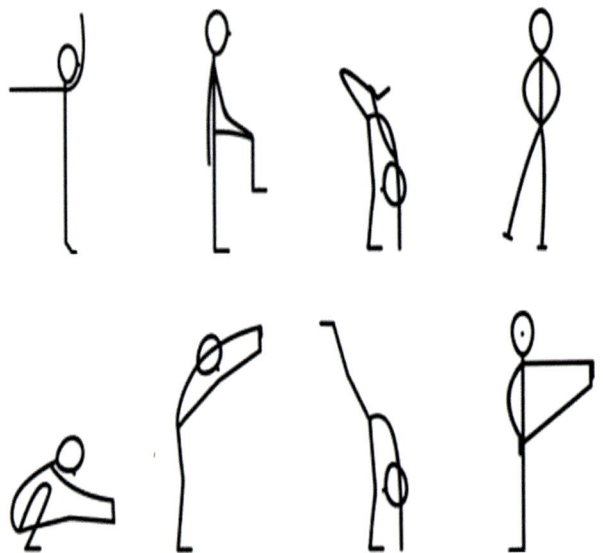

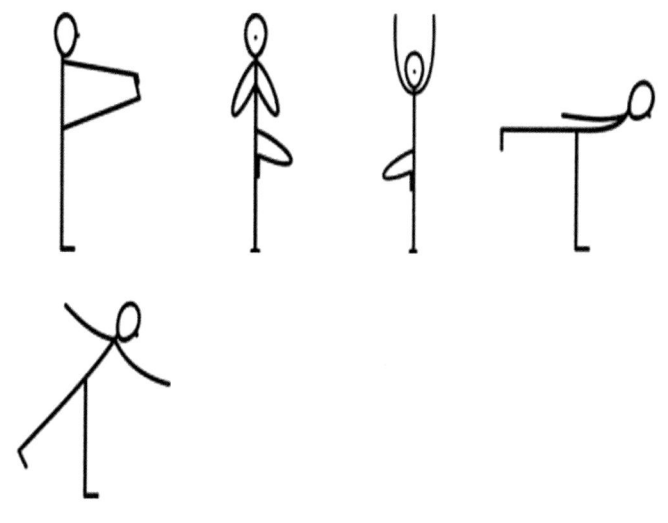

- 암 밸런스

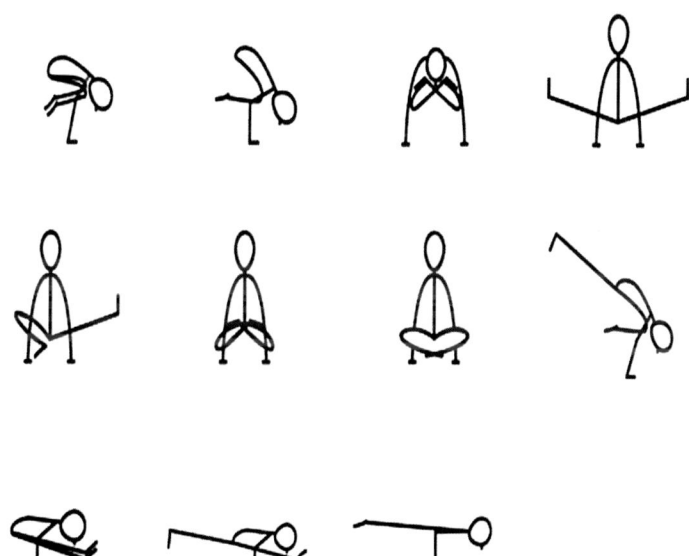

- 앉은 자세 밸런스

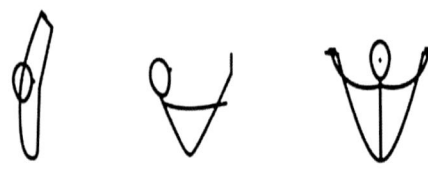

(7) 익스텐션(Extension, 척추 늘이기)

모든 포즈들은 익스텐션 요소가 있는데, 익스텐션 자세는 가장 간단하면서도 가장 어려운 자세이기도 하다. 다리를 교차해서 앉는 자세에서 허리를 펴고 마음을 집중하여 호흡 운동이나 명상을 할 때 시간이 지남에 따라 허리나 목, 어깨, 엉덩뼈, 무릎에서 느껴지는 조이고 당기며, 불편한 경험을 한 적이 있을 것이다. 이런 불편한 느낌들은 몸의 불균형을 말해 주는 지표들이다. 그러므로 스트레스 없이 앉은 자세로 오랫동안 있을 수 있다는 것은 몸이 좋아졌다는 증거가 된다. 다리를 가부좌해서 앉는 달인 자세, 연꽃 자세, 영웅 자세, 금강 자세 등은 모두 익스텐션 자세에 속한다.

① 익스텐션의 목적

- 1차 목적은 척추를 늘이고 반듯하게 펴서 척추 사이사이에 최대한 공간을 만드는 데 있다.

- 2차 목적은 팔과 다리를 늘이고 어깨와 엉덩이 관절을 늘여서 혈액순환을 좋게 하는 것이다.

② 익스텐션 자세의 부상 위험 요소

앉은 익스텐션 자세에서는 골반과 무릎관절에 압박감을 느끼며,

플랭크 포즈나 다운 독 포즈에서는 어깨와 손목관절에 압박감, 그 외 다른 자세에서는 목, 요추, 골반 등에 압박감을 느낄 수 있다.

③ 익스텐션의 정확한 폼이란?

- 호흡을 잘 이용하는 것이 중요하다.

- 숨을 들이쉴 때 폐에 공기를 가득 채우고 척추를 늘리면서 흉추를 반듯하게 하며 어깨를 낮게 낮춰 긴장이 없게 하고 숨을 내쉴 때 배를 안으로 당기면서 익스텐션 자세를 유지한다.

- 어깨관절 통증이 있거나 손목골 증후군(Carpal Tunnel Syndrome)이 있는 경우에는 업 독이나 다운 독 포즈를 하지 않는다.

④ 익스텐션 자세의 예

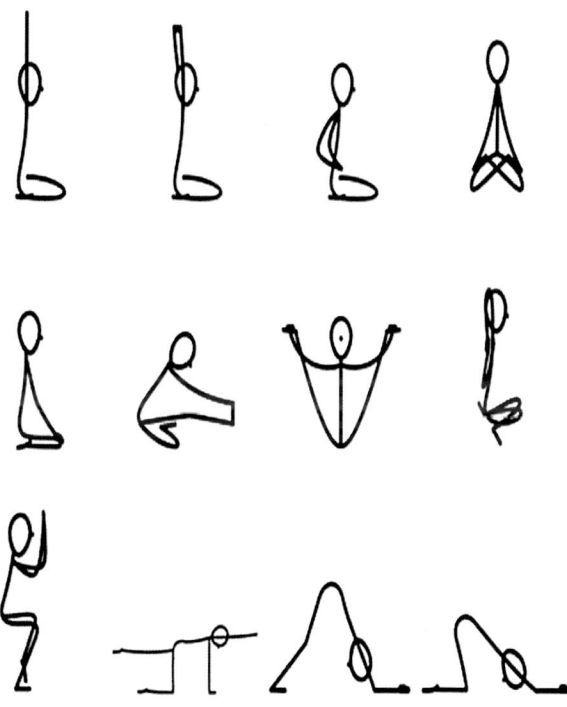

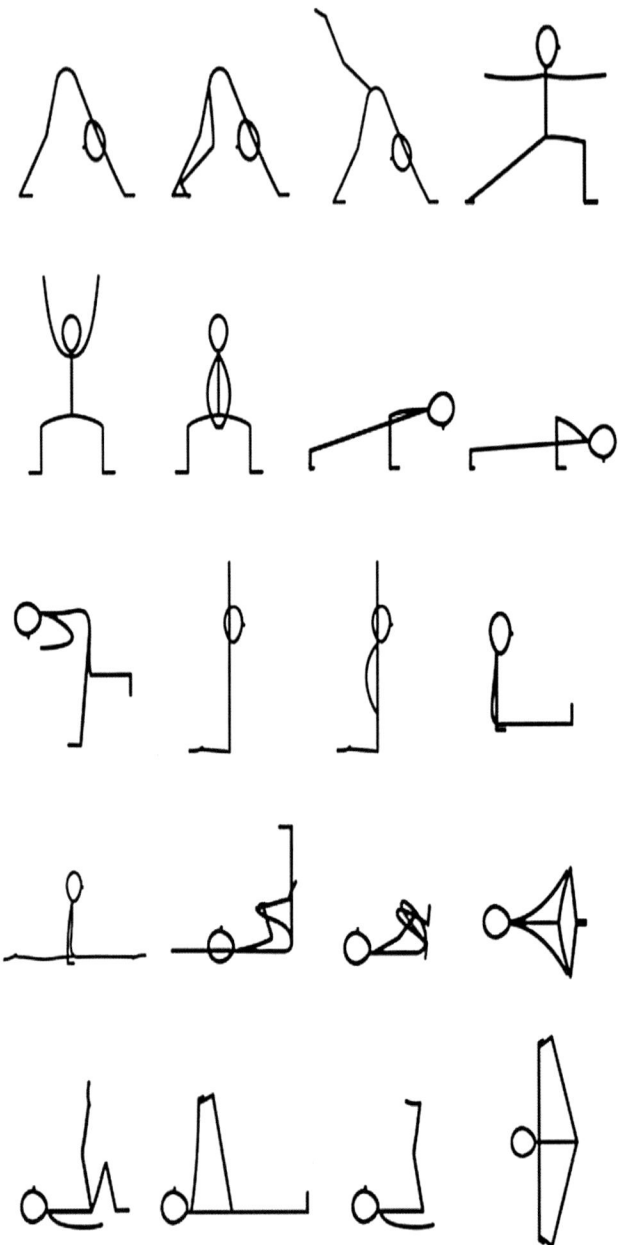

내 몸과 마음을 여는 비니요가의 비밀

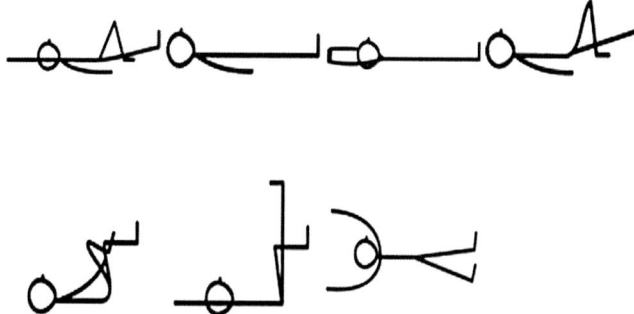

04
시퀀싱
Sequencing

요가 시퀀스의 정의

시퀀스는 요가 수련자의 처음 상태를 선생이 의도한 마지막 상태로 끌고 갈 수 있도록 디자인하는 것이다. 따라서 어디에서 시작해서 어디에서 끝낼 것인지가 분명해야 한다. 또한 시퀀스는 일정한 순서에 특별한 동작을 넣어 수련에서 얻어지는 효과를 극대화하고자 하는 목적이 있다. 그러므로 **시퀀스는 그날 수업에 참여하는 학생들에게 요가에 대한 다양한 경험과 효과를 주기 위한 선생의 의도와 창의력이 들어 있어야 한다. 시퀀스를 짤 때는 학생들의 레벨, 신체적 이점, 에너지 효과, 계절, 시간, 그 외에 학생들에게 재미와 동기부여를 줄 수 있는 포즈들을 고려해서 짠다. 또한 시퀀스를 짤 때 즉각적인 필요와 결과를 얻을 것인지, 장기적인 심적, 신체적 변화를 이루기 위함인지도 고려해야 한다.**

미국에서는 일대일 개인 수련도 꽤 많은 편이어서 학생의 라이프 스타일, 체력, 체형을 고려하여 그때 그 상황에서 학생에게 맞는 맞춤형 요가 수업 시퀀스를 짜는 것이 가능하다. 하지만 요가원이나 피트니스 센터에 있는 그룹 클래스는 학생들의 다양한 레벨, 삶의 형태나 동기, 필요, 몸의 상태가 천차만별이므로 선생이 학생들의 요구를 모두 만족시키기가 어려운 환경이다. 그럼에도 불구하고 **수업은 학생들의 니즈(Needs)를 충족시켜야 하고 요가를 위한 학생이 아니라 학생을 위한 요가가 되어야 한다는 것은 분명하다.** 그러므로 선생은 학생들이 각자 자기 몸의 상태에 맞는 요가 동작을 할 수 있도록 한 포즈에 대해 다양한 접근이 가능한 변형된 포즈를 소개해 줘야 하며, 장기적인 목표를 가진 시퀀스보다는 학생들의 즉각적인 필요와 요구를 만족시키는 수업이 되도록 수업플랜을 짠다.

일단 시퀀스가 구성되면 먼저 혼자 연습해 보고 가능하다면 동료 강사들과도 짜 놓은 시퀀스에 대해 토론을 해 본 후에 수업을 한다. 학생들이 너무 쉬워서 지루해 한다든가, 너무 어려워서 따라오지 못하지는 않는지 학생들의 반응을 살피고 나서 다시 시퀀스 수정 작업을 한다. 몇 번의 과정을 거치다 보면 학생들의 필요와 레벨에 맞는 자신만의 창의적이고 만족스런 수업 시퀀스가 만들어진다.

시퀀스 커브

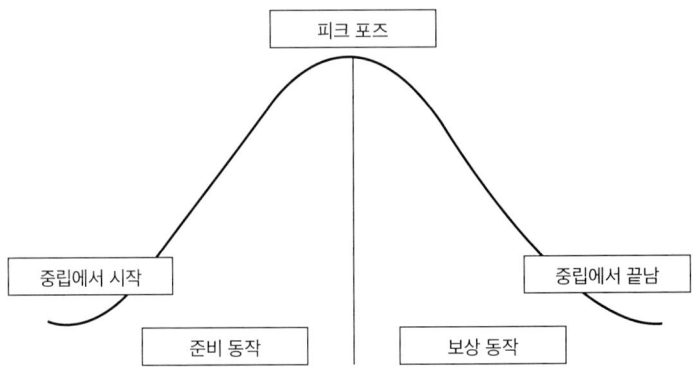

피크 포즈(Peak Pose)라 함은 수업에서 가장 강하고 어려운 자세를 말하며 실제 수업에서는 피크 포즈가 2~3개일 수도 있다. **준비 동작(Preparation)**이라 함은 피크 포즈를 위한 동작들이고 **보상 동작(Compensation)**은 몸과 마음을 다시 제자리, 즉 중립으로 돌려 놓는 과정이다.

(1) 준비 동작(Preparation)

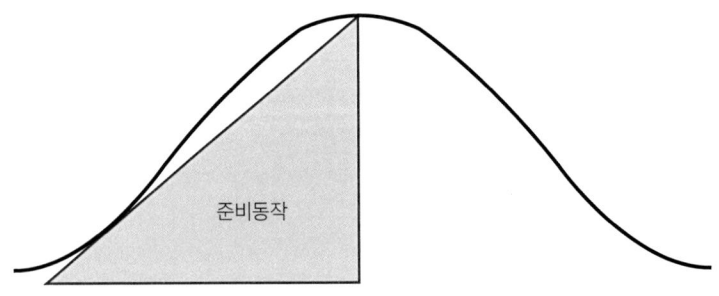

수련에 들어갈 마음을 준비하며 몸을 그날의 피크 포즈에 맞게 준비한다.

몸 전체를 전반적으로 웜 업하고 특히 다치기 쉬운 몸의 작은 근육 부위를 하나하나 미리 풀어준다. 또한 피크 포즈에서 체중을 견디거나 팔을 돌려 잡는 바인딩이 있는 경우 손목이나 팔목, 어깨 등의 몸의 관절에 무리가 없도록 미리 풀어 준다.

모든 근육이나 관절에 혈액순환이 잘 되도록 하기 위해 한 포즈를 오랫동안 유지하는 것보다 다이내믹한 움직임이 좋으며 쁘라나야마를 위한 호흡을 준비한다.

(2) 보상 동작(Compensation)

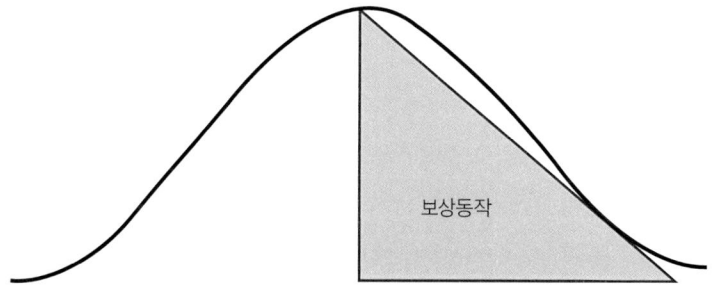

보상동작

어떤 요가 수업은 마치고 났을 때 몸과 마음에 좀 더 밸런스가 느껴지고 몸에 에너지가 생기며 개운한 데 비해 어떤 수업은 끝난 후에 몸이 더 뒤틀린 것 같고 불편함이 느껴지는 것을 경험한 적이 **있는가? 그러한 차이가 느껴지는 가장 중요한 요소는 선생이 학생들의 몸과 마음을 요가원 밖 세상으로 돌아갈 수 있게끔 다시 제**

자리로 돌려 놓았는가 아닌가에서 온다. 그것을 보상 동작(Compensation)이라 한다.

데시카차르는 피크동작 후에 보상운동을 해야 하는 이유를 다음과 같이 설명하였다.

요가의 모든 동작에는 긍정과 부정의 두 가지 효과가 있다. 우리는 어떤 것이 긍정적인 것이고 어떤 것이 부정적인 효과를 내는지 알아야만 하고 부정적인 것들이 느껴진다면 중화시켜서 없애야 한다. 아사나 훈련에서 이 원리를 적용하기 위해서는 피크 포즈에서 오는 부정적인 요소들을 마무리동작을 통해 몸의 밸런스를 맞춰줘야 한다. 이것을 중화동작(counterpose) 혹은 보상동작(compensation)이라 한다.

보상동작의 주 목적은 그날의 피크 동작에서 쌓인 통증과 불편함이 남아 있지 않도록 몸을 다시 중립으로 돌려 놓는 것이다. 다시 말해서 요가 수련을 가장 안전하고 효과적으로 만들어 주는 동작들이다. 수련 중에 가장 스트레스를 많이 받을 수 있는 목, 요추, 천골, 어깨, 손목 등에 쌓인 스트레스를 없애고 바깥 세상으로 나갈 수 있는 준비를 하는 과정이다.

보상동작 시퀀스를 짤 때는 다음과 같은 네 가지를 고려해야 한다.

첫째, 수련 중 몸에 쌓인 불균형을 없애고, 몸무게 견디기(Weight Bearing), 팔 돌려 잡기(Binding), 오랫동안 자세 유지하기(Long Stay Static Posture) 포즈를 통해 몸에 남아 있는 긴장을 없애는 포즈들로 구성한다. 이를 위해서는 오랫동안 자세를 유지하는 것보다는 다이내믹하게 움직이는 것이 좋다.

둘째, 피크 포즈보다는 심플한 포즈들로 구성하며 수련 중 백 밴드, 사이드 밴드, 트위스트 동작을 취하면서 몸에 쌓인 피로와 긴장을 없애기 위해 단순하고 간단한 대칭 포워드 밴드 등으로 마무리한다. 그렇게 하여 수업에서 기대했던 에너자이징, 릴랙싱 혹은 밸런싱의 에너지 상태에 도달하도록 한다.

셋째, 항상 의식적인 호흡을 같이 한다.

넷째, 보상 동작은 피크 동작에서 느끼는 몸의 피로와 스트레스를 중화하는 데 도움이 되는 쉽고 간단한 포즈, 즉 몸과 마음이 휴식을 취하는 자세로 구성한다. 만약 피크 포즈가 요추를 강화하는 포즈였다면 요추의 긴장을 없애는 포즈들로 구성한다.

다음은 뱀 자세에서 오랫동안 자세를 취한 후에 하는 보상 동작의 예이다.

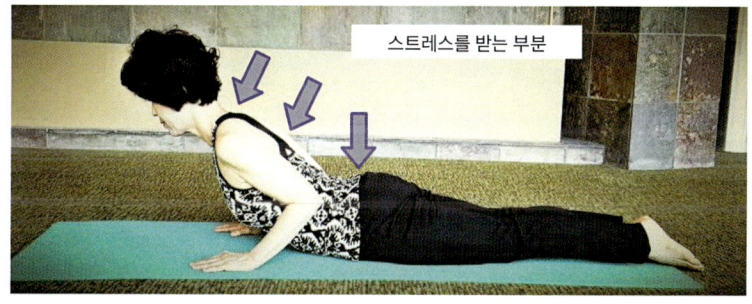

스트레스를 받는 부분

뱀 자세인 부장가사나(Bhujangasana)에서 올 수 있는 스트레스는 목, 어깨, 흉추, 요추이므로 여기에 쌓인 근육의 긴장을 풀어 주는 동작들은 다음과 같다.

　- 목과 어깨를 풀어 주는 보상 동작

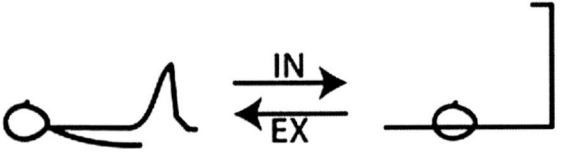

　- 흉추를 풀어 주는 보상 동작

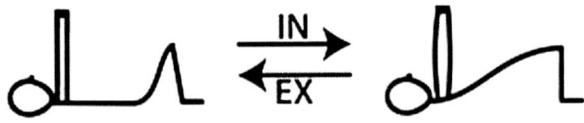

　- 흉추와 목을 풀어 주는 보상 동작

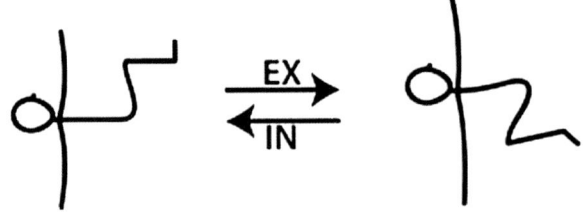

　- 요추를 풀어 주는 보상 동작

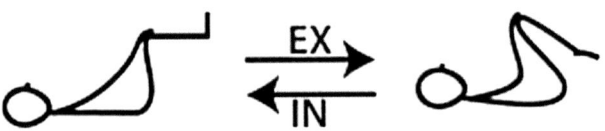

비니요가 시퀀스에서 동작의 진행 방향

전통적인 비니요가에서는 포워드 밴드를 '바퀴의 축(The Hub of the Wheel)' 혹은 '활동적 휴식(Active Rest)'이라 부른다. 다음 페이지의 그림을 보면 트위스트나 사이드 밴드, 백 밴드 등에서 오는 척추, 천골의 스트레스를 해소하고 다시 원래의 자리로 돌려 놓아 밸런스를 맞추기 위해서 트위스트, 사이드 밴드, 백 밴드 등을 하기 전, 후에 포워드 밴드를 하는 것을 볼 수 있다. **그렇다. 포워드 밴드가 중요한 열쇠다.** 스탠딩 트위스트나 사이드 밴드를 하기 전과 후에는 몸을 제자리로 돌려 놓고, 척추의 긴장을 풀어 주기 위해 항상 대칭 포워드 밴드를 해야 한다. 피크 포즈가 트위스트 포즈라면 피크 포즈 이전에 단순 트위스트 동작을 해 주고, 피크 동작이 사이드 밴드라면 가벼운 사이드 밴드 동작을 미리 하도록 한다. 또한 피크 포즈가 비대칭 포즈라면 준비 과정에서 비대칭 동작을 미리 하도록 하고 피크 동작이 끝난 후에는 보상동작으로 대칭 동작을 한다.

포워드 밴드는 척추를 늘리면서 골반과 천골에 쌓인 스트레스를 중화하여 제자리로 돌려 놓고 안정화시키는 좋은 동작이다. 이제 왜 포워드 밴드가 바퀴의 축과 같이 중앙에 위치하여 백 밴드, 사이드 밴드, 트위스트를 하기 전, 후에 해야 하는지 이해하였을 것이다. 비니요가에서는 골반과 천골의 비틀어짐을 막고 밸런스가 무너지지 않도록 이 과정을 꼭 시퀀스에 넣고 따르고 있다.

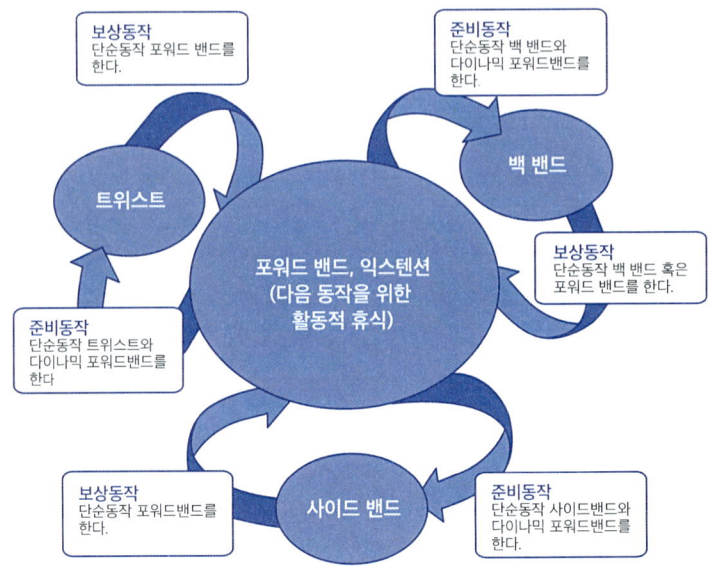

보상동작
단순동작 포워드 밴드를 한다.

준비동작
단순동작 백 밴드와 다이나믹 포워드밴드를 한다.

트위스트

백 밴드

포워드 밴드, 익스텐션
(다음 동작을 위한 활동적 휴식)

보상동작
단순동작 백 밴드 혹은 포워드 밴드를 한다.

준비동작
단순동작 트위스트와 다이나믹 포워드밴드를 한다

보상동작
단순동작 포워드밴드를 한다.

사이드 밴드

준비동작
단순동작 사이드밴드와 다이나믹 포워드밴드를 한다.

예를 들어 스탠딩 회전 삼각 자세 동작을 피크 포즈로 계획했다면 다음과 같은 시퀀스로 진행하여 트위스트에서 느껴지는 척추, 어깨, 목의 긴장을 풀어 준다.

- 준비 동작으로 포워드 밴드를 먼저 한다.

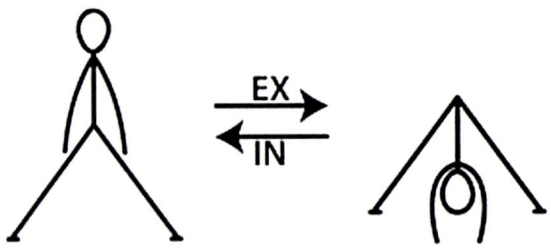

- 본 운동인 트위스트를 한다.

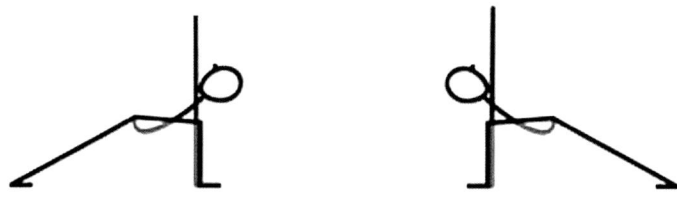

- 포워드 밴드로 보상 동작을 한다.

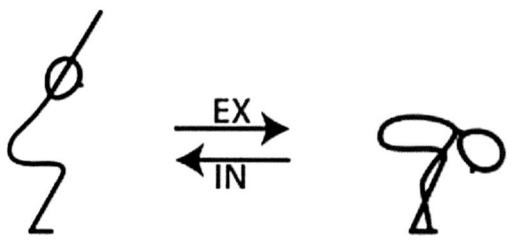

　어떤 요가 수업에서는 익스텐션 포즈인 다운 독이 몸을 제자리로 돌리고 다음 자세로 넘어가기 위한 휴식 포즈라고 여겨선지 수업 내내 아주 여러 번 자세를 취하는 경우를 볼 수 있다. 하지만 다운 독에서 지나치게 머무는 건 어깨, 목, 요추, 다리 등에 또 다른 스트레스를 줄 수 있음을 주의한다. 제자리로 돌려 놓는다 함은 몸에 쌓인 긴장을 없앤다는 뜻이지 또 다른 몸의 긴장을 만들어 낸다는 뜻이 아니라는 것을 잊지 말기 바란다.

시퀀스 짤 때 고려해야 할 점

시퀀스 없이 수업에 들어가는 것과 시퀀스를 짜고 수업에 임하는 것은 수련의 질과 안전함에서 아주 큰 차이가 난다.

그러므로 그날 수업을 위한 시퀀스를 짤 때는 다음의 네 가지를 염두에 두고 짜도록 한다.

첫째, 어떤 목적을 이루기 위한 수업인가?

사람의 몸은 구조적(밸런스), 기능적(유연성, 체력), 심리적 요인(정서적 안정)들로 구성되어 있다. 대부분 우리는 이 세 가지 중 한 개 혹은 두 개의 부족한 면을 가지고 있는데 학생들의 부족한 부분을 채우기 위해 수련의 목표를 세운다. **즉, 오늘 수업에서 몸의 불균형을 바로잡을 것인가, 유연성에 좀 더 목표를 둘 것인가, 체력을 기르는 데 좀 더 집중할 것인가, 혹은 정서적 안정을 찾을 것인가를 구분하여 시퀀스를 짠다.**

좀 더 구체적으로 예를 들어 보자. 이 수업이 골반의 밸런스를 잡기 위함인가, 목과 어깨의 운동성을 증가시키기 위함인가, 요추의 긴장을 풀고 스트레치하기 위함인가, 다리 근육을 강화하는 데 중점을 줄 것인가 혹은 호흡운동, 정서안정, 명상에 시간을 좀 더 많이 할애할 것인가에 따라 다른 시퀀스가 만들어진다. 그러나 어떤 한 부분을 강조한다 하더라도 유연성과 체력을 기르는 것에 균형이 깨지지 않도록 시퀀스를 짜는 것이 중요하다.

둘째, 오늘 수업의 하이라이트, 즉 고울 포스처(Goal Posture)는 무엇인가? 다시 말해서 오늘 수업의 가장 피크 동작은 무엇인가?

그날 수업의 피크 자세를 만들어낼 때까지 몸의 무리나 부상이 없도록 점차적으로, 구조적으로 몸의 준비를 해 간다. 동작들의 구성을 잘 조합하고 흐름이 끊기지 않게 잘 흘러가도록 짠다.

셋째, 준비 동작(웜 업)과 보상 동작(쿨 다운)들을 어떻게 구성할 것인가?

피크 동작을 하기 전에 준비동작으로 굳어 있는 몸의 긴장과 관절을 풀고 피크 동작 후에는 다시 피크 동작에서 느꼈던 관절과 근육의 긴장을 이완하는 동작으로 마무리한다. 시작과 끝은 자연스런 몸 상태를 유지하는 부드러운 동작으로 하고 마음에 의식을 집중하는 것으로 한다. 호흡으로 시작해서 사바사나로 끝난다.

넷째, 에너자이징할 것인가, 아니면 좀 더 릴랙싱할 것인가? 에너자이징하길 원한다면 움직임이 다이내믹하면서 빠른 포즈들로 구성하며, 릴랙싱하길 원한다면 느리고 좀 더 호흡에 집중하는 포즈들로 구성한다. **에너자이징한 포즈에는 백 밴드, 사이드 밴드, 스탠딩 포즈, 피크 포즈에서 오랫동안 자세 유지하기, 빈야사의 빠른 움직임 등이 있고, 릴랙싱한 자세에는 포워드 밴드, 트위스트, 바닥에 누운 자세, 간단하고 쉬운 자세에서 오랫동안 자세 유지하기, 요가 보조 도구를 이용하여 편안한 자세로 있기** 등이 해당된다.

각 센터나 학교에서 가르치는 요가 시퀀스는 어떤 계보의 요가 수련을 하느냐에 따라 생각과 이론이 매우 다양하다. 우리는 각각의 요가학교나 센터에서 가르치는 시퀀스의 이론과 원리, 철학을 당연히 존중해야 한다.

다음은 예를 들어 숄더 스탠드와 헤드 스탠드를 학생에게 가르치는 여섯 가지 다른 방법들을 소개한 것이다. 각 방법에 따라 고려해야 할 사항도 다르다.

① 만약 학생이 숄더 스탠드와 헤드 스탠드를 하고자 원한다면 바로 포즈를 가르쳐서 시작하게 한다.

② 숄더 스탠드와 헤드 스탠드를 하기 전에 몇 가지 다양한 스탠딩 포즈를 하고 난 후에 하게 한다.

③ 먼저 숄더 스탠드와 헤드 스탠드를 한 후에 스탠딩 포즈로 넘어간다.

④ 숄더 스탠드와 헤드 스탠드를 수련의 피크 포즈로 선정하고 가장 마지막 부분에서 수련에 들어간다.

⑤ 숄더 스탠드와 헤드 스탠드를 하기 전에 반드시 태양 경배 자세를 한다.

⑥ 숄더 스탠드와 헤드 스탠드를 하기 전에 충분히 준비 자세를 하고 끝난 후에는 보상 동작을 하여 목과 어깨에 쌓인 스트레스를 없앤다.

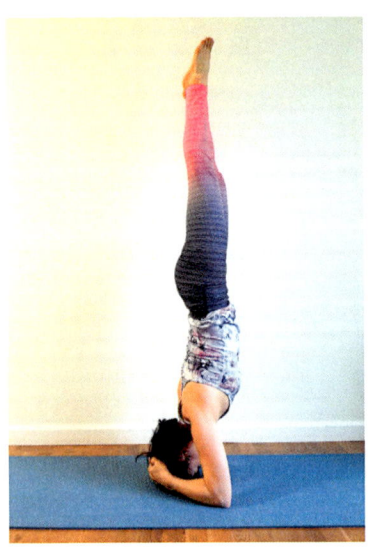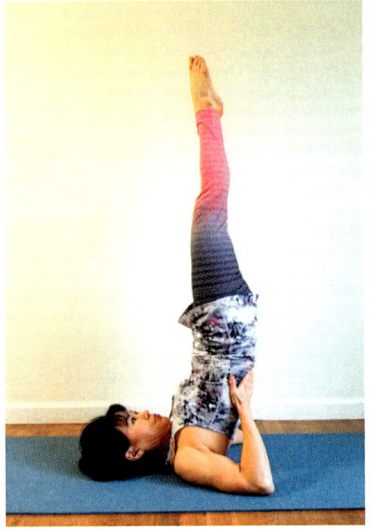

이 여섯 가지 방법 외에 더 많은 방법으로 숄더 스탠드와 헤드 스탠드를 가르치는 방법이 있을 것이다. 이 많은 방법 중 어느 것이 옳다 그르다 말할 수는 없고, 자신이 가르치는 요가가 일정한 시퀀스가 있는 요가계보인지 아닌지에 따라서도 다르게 적용이 될 것이다. 또한 학생이 요가 수련에 오기 전에 어떤 활동을 했는지, 즉 운동을 하고 왔는지, 잠을 자고 바로 나왔는지, 하루 종일 책상에 앉아서 일을 하다 왔는지에 따라 다를 수 있으며 또 끝나고 어떤 활동을 할 건지, 즉 씻고 잠을 잘 건지, 일을 하러 갈 건지, 다른 스포츠를 하러 갈 건지에 따라서도 물론 달라진다. 그뿐만 아니라 즉각적인 결과를 얻기 위함인지, 장기적인 결과를 얻기 위함인지에 따라서도 달라지며 선생과 학생의 일대일 관계로 맺어지는 개인 수련인지 그룹 클래스인지에 따라서도 달라진다. 여러 가지 방법 중의 하나로 시퀀스가 선택될 수 있을 것이다.

그러나 **무엇보다 중요한 것은 수련을 마쳤을 때 목이나 어깨에 피로나 긴장이 없는 상태에서 세상 밖으로 갈 수 있도록 시퀀스가 짜여야 한다는 것이다.** 만약 시간이 충분하여 시퀀스를 준비 동작부터 보상 동작까지 다 할 수 있다면 다음과 같은 사항을 고려한다.

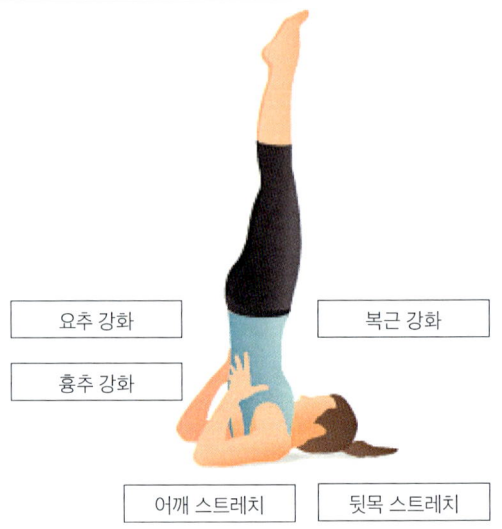

솔더 스탠드 자세를 위해 준비해야 할 각 몸의 부분

요추 강화

복근 강화

흉추 강화

어깨 스트레치

뒷목 스트레치

- 준비 동작(Preparation)

솔더 스탠드나 헤드 스탠드와 같은 거꾸로 동작(Inversion)은 머리가 가슴 아래로 내려가는 동작이므로 먼저 포워드 밴드와 다운 독을 해서 머리가 아래로 내려갔을 때 호흡이 잘 될 수 있도록 준비하고, 흉추를 강화하는 변형된 뱀 자세와 다리 포즈를 해서 목과 어깨를 충분히 풀어 준비한다.

① 솔더 스탠드를 위한 준비 동작 포즈들의 예

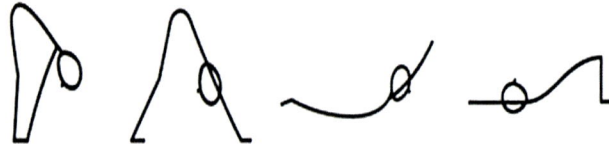

- 보상 동작(Compensation)

피크 포즈인 숄더 스탠드를 한 후에는 뒷목과 어깨에 쌓인 피로를 풀어주는 다이내믹한 뱀 자세와 역 테이블 자세, 다리포즈 등의 보상동작을 해 줌으로써 목과 어깨에 피로가 쌓이지 않은 상태에서 요가원 밖으로 보내야 한다.

② 숄더 스탠드를 마친 후 보상동작 포즈들의 예

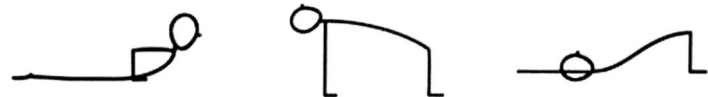

숄더 스탠드를 위한 종합적인 시퀀스를 보면 아래와 같다.

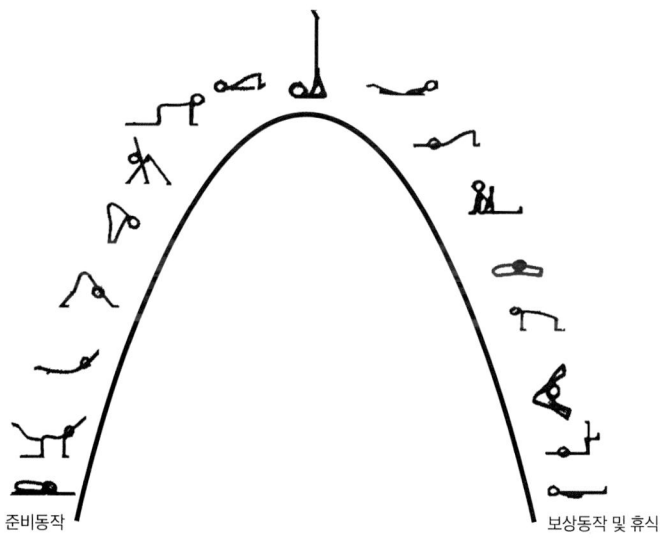

준비동작   보상동작 및 휴식

비니요가에서 거꾸로 동작을 할 때의 시퀀스는 다음과 같다.

앉은 자세에서 호흡 시작→무릎 자세*→엎드린 자세*→무릎 자세*→스탠딩 자세→무릎 자세→**거꾸로 자세**→엎드린 자세→허리 바닥에 대고 누운 자세*→앉은 자세→허리 바닥에 누운 자세→사바사나로 시퀀스가 진행된다. 만약 시간이 충분치 않아 이 시퀀스 전체를 할 수 없다면 *동작들은 생략할 수 있다. 그러나 전체 시퀀스대로 다 하기를 권한다.

일반적 시퀀스에서 유의할 점

첫째, 준비 동작과 보상 동작을 할 때에는 한 자세를 오래 유지하는 것보다는 호흡에 맞춰 반복적으로 움직이는 것이 부상을 방지하는 데 좋다.

둘째, 요가 수련을 앉아서 시작하는 경우에는 아직 골반 스트레치가 일어나지 않아 골반이 닫혀 있으므로 앉은 자세에서 시간을 많이 할애하지 않는다.

셋째, 갑작스런 포즈 전환을 하지 않는다. 솔더 스탠드를 할 때 체중을 견디는 뒷목에 스트레스가 있다 하여 바로 목 앞부분을 스트레치하는 물고기 자세로 넘어가는 시퀀스를 짜는 것은 극단적인 목 앞과 뒤의 스트레치로 목을 다칠 위험에 노출시키는 것이다. 앞으로 구부렸으니 뒤로 구부려서 균형을 맞추고 왼쪽으로 구부렸으니 오른쪽으로 구부리면 되지 않나 생각할 수 있지만 결과는 우리 생각보다 복잡하다는 것을 기억해야 한다. 요가 강사 트레이닝을 받을 때 트레이시가 시퀀스를 가르치면서 했던 말이 언제나 내 머리를 떠나지 않는다.

포워드 밴드 동작을 깊이 들어갔다가 바로 백 밴딩으로 넘어가는 동작을 반복한다면, 어떤 물체를 앞으로 휘었다 뒤로 젖히는 것을 반복하면 부러지는 것처럼 여러분의 목과 허리도 언젠가 부러질 것을 각오해야 합니다.

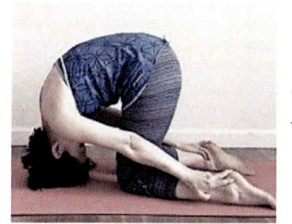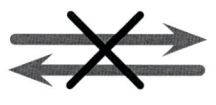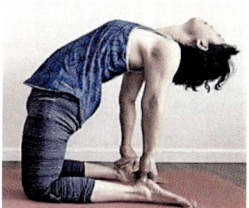

넷째, 암 밸런스 포즈를 포함한 팔로 체중을 견디는 포즈들, 즉 다운 독 자세, 코브라 자세, 메뚜기 자세, 핸드 스탠드, 독수리 자세, 사이드 플랭크, 공작 자세, 반딧불이 자세, 까마귀 자세, 차투랑가 등을 하기 전에는 반드시 손목, 팔목의 관절을 활성화시킨다.

다섯째, 수련이 끝난 뒤 당장 혹은 먼 미래에 올 수 있는 위험을 끌어 안지 말고 미리 몸을 충분히 웜 업(Warm up)하는 것을 절대 잊지 말아야 한다.

여섯째, 수련 중 무릎 관리를 소홀히 한 것 때문에 나이 들어 후회하며 고생하는 일이 없어야 한다. 예를 들어 한쪽 무릎을 요가 매트에 대고 하는 동작을 빈번하게 한다든가, 무릎을 쓰는 동작들을 많이 하는 경우 무릎 회전력에 잠재적인 문제를 갖게 한다. 또한 어깨와 손목 관절도 피크 포즈 전과 후에 충분히 웜 업하고 쿨 다운해서 피로가 관절에 쌓이지 않도록 해야 한다. 수련 전과 후에 두 팔로 원을 그리며 올려주는 동작이나 어깨를 앞뒤로 돌려 주는 동작 등을 해서 근육과 관절의 피로도를 낮춘다.

비니요가 시퀀스의 흐름

(1) 크리슈나마차르야(Krishnamacharya)의 시퀀스

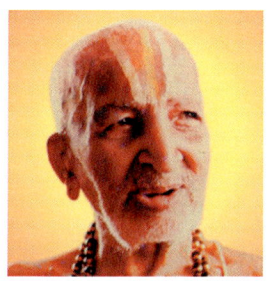

선 자세→무릎자세→엎드린 자세→누운 자세→앉은 자세→호흡과 명상단계로 이동

(2) 게리 크래프트소우(Gary Kraftsow)의 시퀀스

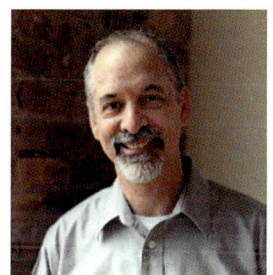

앉은 자세→무릎자세→엎드린 자세→선 자세→무릎자세→엎드린 자세→누운 자세→앉은 자세→누운 자세→사바사나로 휴식

다음은 크리슈나마차르야와 게리 크래프트소우의 시퀀스가 진행되는 과정을 표로 설명한 것이다.

크리슈나마차르야	게리 크래프트소우
	누운 자세 혹은 앉은 자세 (호흡에 집중하며 몸과 마음을 현재 이 자리로 가져온다. 간단한 팔 운동을 한다.)
	무릎 자세 (웜 업, 엎드린 자세로 가기 위한 혈압조절)
	엎드린 자세 (허리와 골반의 혈액 순환, 선 자세를 준비)
선 자세	선 자세 (주요 근육강화 및 다리근육을 튼튼하게 강화하면서 스트레치)
무릎 자세	무릎자세 (스탠딩 자세에서 느꼈던 몸의 스트레스를 줄이고 에너지 변환)
엎드린 자세	엎드린 자세 (천골을 안정화시키고 허리강화, 앉은 자세를 위한 골반준비)
누운 자세	누운 자세 (다리 뒷부분과 골반을 스트레치)
앉은 자세 (쁘라나야마, 명상을 준비)	앉은 자세 (이 자세들은 골반이 닫힌 사람들에게는 대체로 어렵게 느껴지므로 충분히 몸을 푼 후에 항상 마지막에 함)
	누운 자세 (앉은 자세에서 느꼈던 몸의 긴장을 풀어주고 사바사나를 준비함)

혹시 지금까지 참여했던 요가 수업에서 이런 시퀀스를 가지고 수업하는 것을 경험한 적이 있는가? 아마 거의 없을 것이다. 나 역

시 많은 수업에 참여하고 수련을 했지만 비니요가를 만나기 전까지진 이런 시퀀스를 경험한 적이 없다. 비니요가는 준비 동작에서 충분히 몸을 웜 업하고 보상 동작에서 다시 몸을 제자리로 돌려 놓는 동작들로 구성하기 때문에 요가 부상을 최소화한다. 시퀀스를 짤 때 충분히 준비 동작과 보상 동작을 해줌으로써 피크 포즈에서 오는 불편함과 통증을 없게 한다면 아사나가 주는 효과가 극대화될 것이다.

크리슈나마차르야의 시퀀스를 따르는 경우는 아주 오래 훈련된 수련자들이거나 요가 이전에 다른 운동을 미리 한 사람들이 해당된다. 그러나 그룹 클래스에서는 각 개인의 수련 상태, 요가에 오기 전의 활동 등을 알 수 없으므로 스탠딩으로 시작하는 것은 바람직하지 않다.

게리 크래프트소우의 시퀀스에서 누워 있는 자세로 시작할 경우는 에너지가 낮은 그룹 클래스거나 몸의 웜 업이 좀 더 많이 필요하다고 느낄 때다. 예를 들면, 나이 많은 실버 그룹 클래스나 이른 아침 1교시 수업으로 잠에서 막 깨서 나온 이들을 대상으로 하는 수업인 경우가 해당된다. 다시 말하면 낮은 에너지 레벨에서 높은 에너지 레벨로 끝내고 싶을 때 하도록 한다.

미국의 비니요가는 게리 크래프트소우의 영향을 많이 받았고, 나 역시 게리 크래프트소우의 계보를 그대로 계승하고 있는 제자인 관계로 게리 크래프트소우의 시퀀스를 따르고 수업에 활용하고 있다. 그럼, 시퀀스 순서가 왜 이렇게 짜였고 이 시퀀스를 따르는 게 왜 중요한지 하나하나 살펴보기로 하자.

(3) 게리 크래프트소우의 시퀀스의 흐름

① 시작 앉은 자세(Seating)

호흡에 집중하며 몸과 마음을 현재 수련하는 현재 이 자리로 가져온다. 간단한 움직임을 통해 목과 어깨의 긴장을 풀고 호흡을 늘린다.

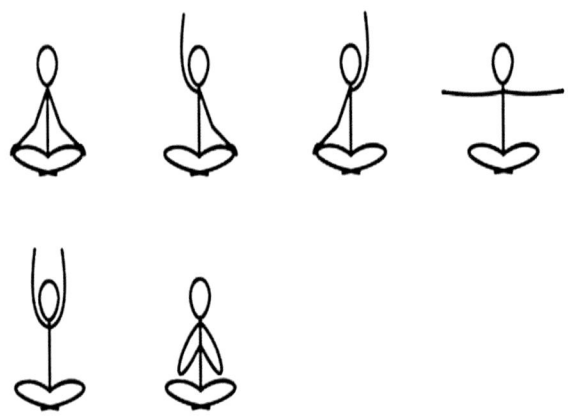

② 첫 번째 무릎 자세(Kneeling)

몸을 웜 업(Warm Up)하는 좋은 자세이고 다음 동작인 엎드린 자세로 넘어갈 때 **혈압 전이를 용이하게 하기 위한 것이다.**

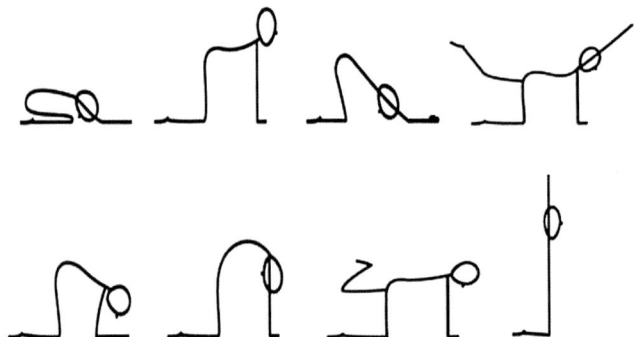

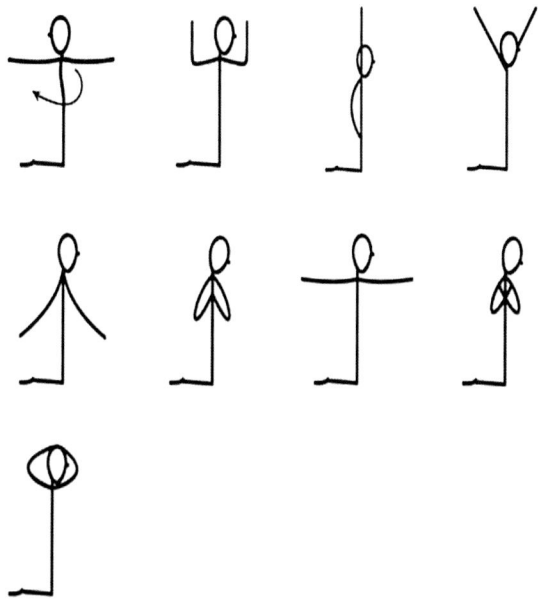

③ 첫 번째 엎드린 자세(Prone)

**첫 번째 엎드린 자세는 허리와 골반에 혈액 순환을 좋게 하기 위
함이다.** 첫 번째 엎드린 자세에서 스탠딩 자세로 넘어갈 때는 다
운 독을 이용하여 자연스럽게 전이가 이루어지도록 하고 고혈압이
나 저혈압이 있는 경우에는 아주 천천히 무릎 자세로 이동하고 바
닥을 짚으며 서서히 일어나거나, 일단 매트에 앉았다가 일어나도록
한다.

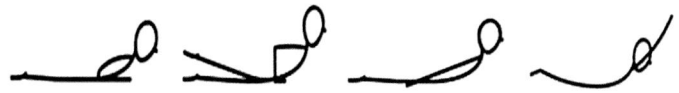

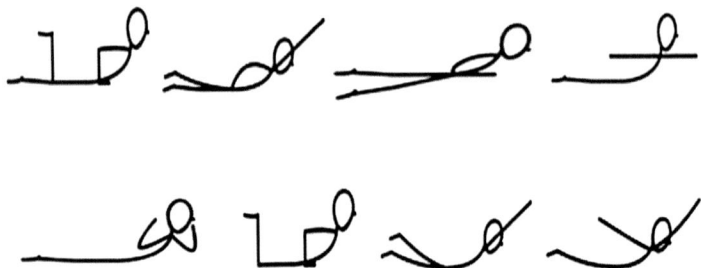

④ 스탠딩(Standing)

큰 근육 그룹을 움직이고 운동 범위를 크게 하며, 하체를 튼튼하게 하기 위한 목적이 있다.

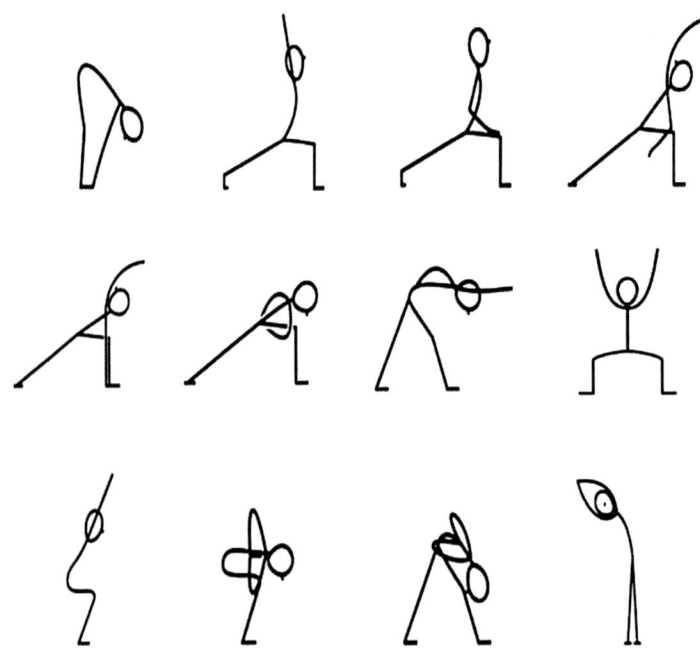

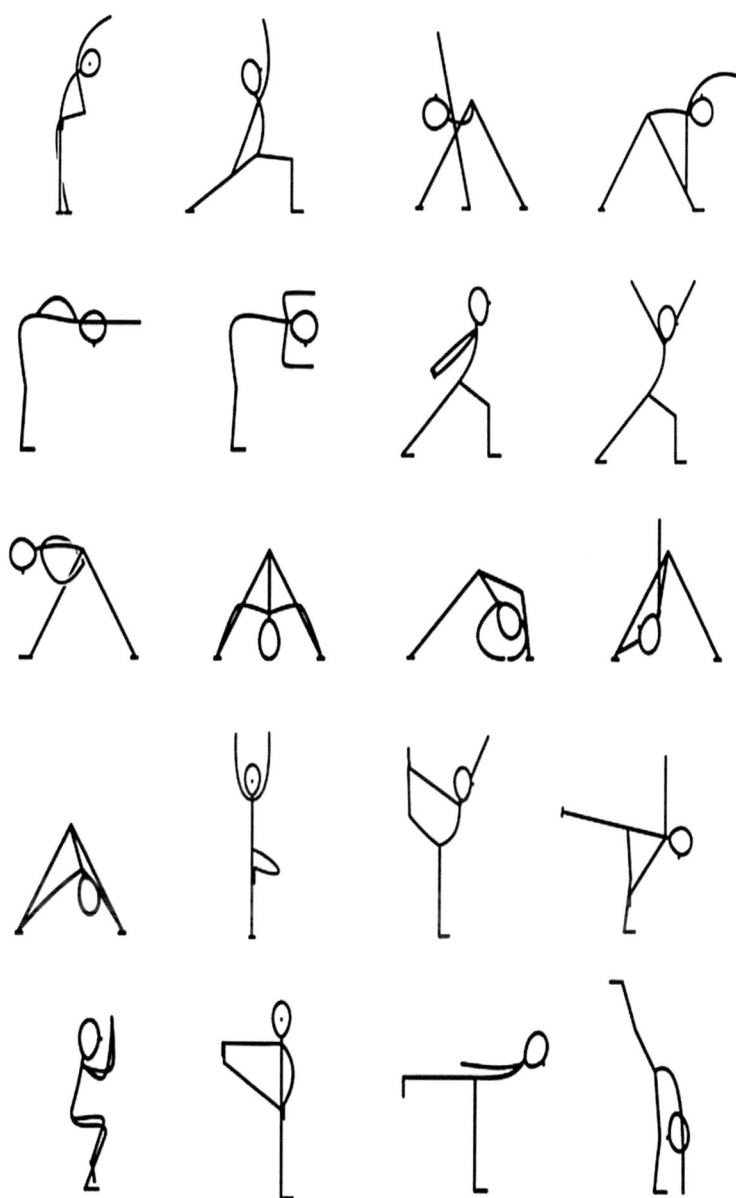

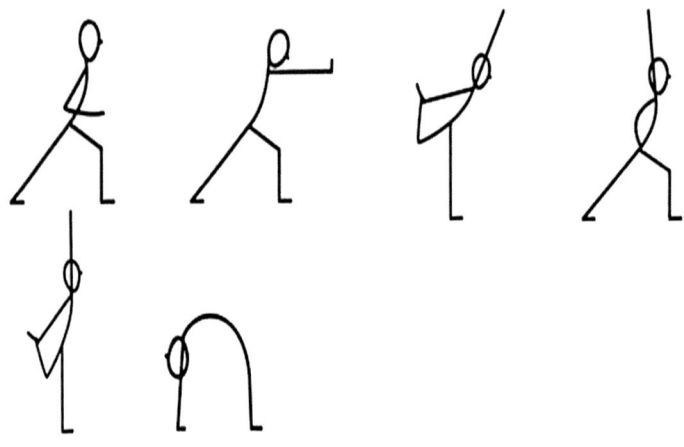

⑤ 두 번째 무릎자세(Kneeling)

스탠딩 자세에서 엎드린 자세로 가기 전에 에너지 전환이 일어나고 혈압 전이에 도움이 되기 위함이다.

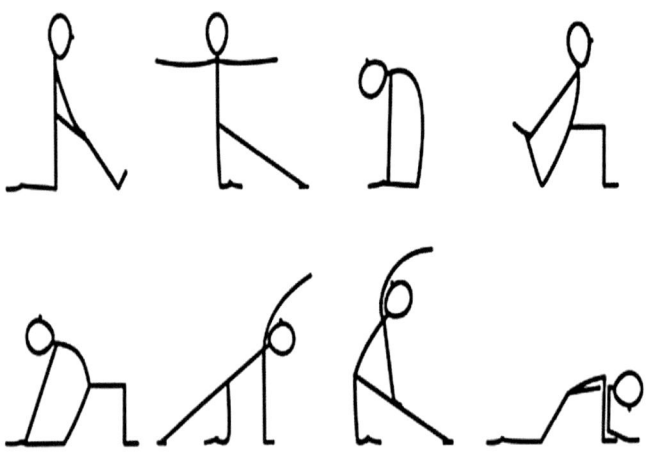

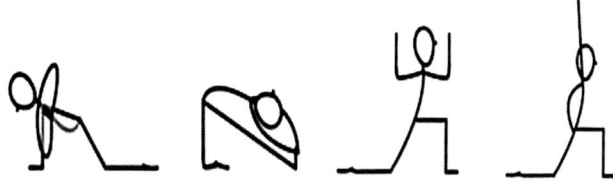

★ **거꾸로 자세(Inversion)**가 있는 경우에는 두 번째 무릎 자세 다음에 수련한다.

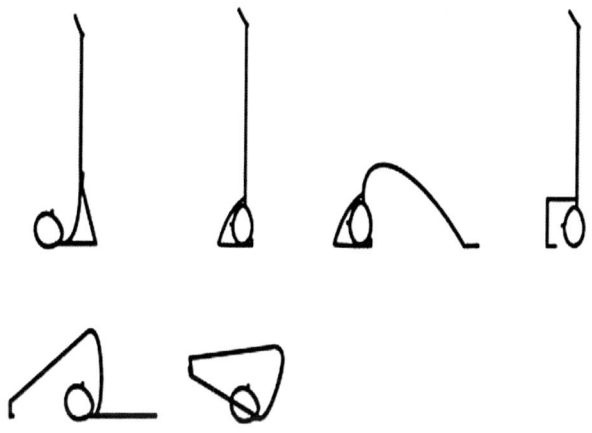

⑥ 두 번째 엎드린 자세(Prone)

요추를 강화하고 스탠딩과 무릎 자세 중에 자극 받았던 천골을 안정화시키기 위함이다.

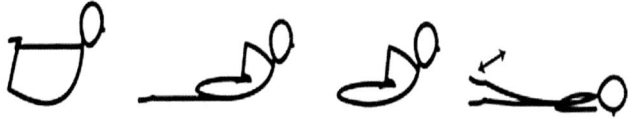

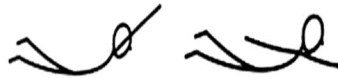

⑦ 누운 자세(Supine)

오늘 시퀀스에 앉은 자세를 하기로 결정했다면 앉은 자세에서 **다리 뒷부분과 골반에서 느껴지는 근육 긴장을 미리 웜 업하고 에너지를 낮게 낮춘다.** 시퀀스에 앉은 자세가 없다면 누운 자세 동작을 마치고 사바사나를 준비하는 낮은 에너지 상태로 서서히 들어간다.

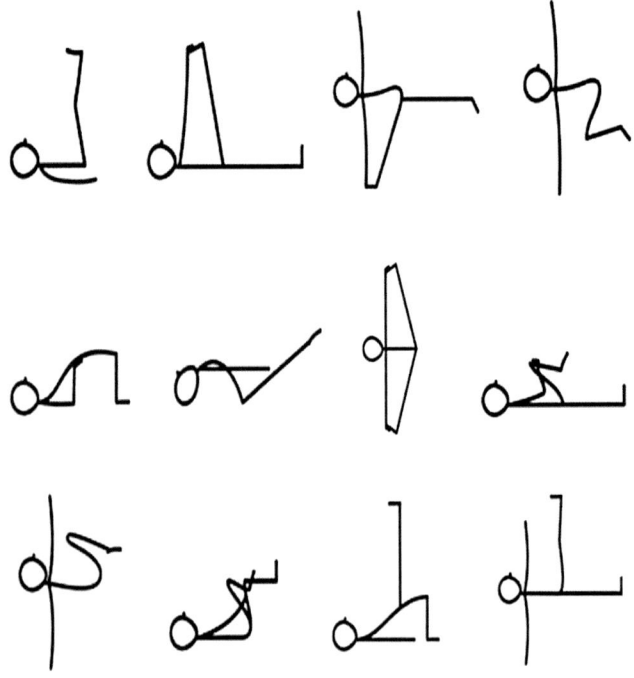

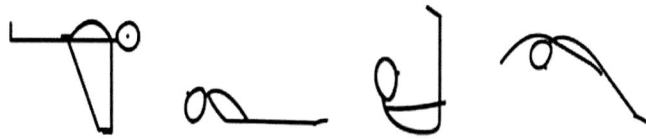

⑧ 두 번째 앉은 자세(Seated)

앉은 자세에서 느껴지는 골반, 허리, 뒷다리 근육의 긴장 없이 잘 해내기 위해서는 **반드시 두 번째 엎드린 자세와 누운 자세를 거쳐서 골반, 허리, 다리 뒤쪽을 충분히 스트레치하고 앉은 자세로 넘어간다.** 현대인들 특히 미국인은 골반이 닫혀 있는 경우가 많아서 바닥에 앉는 자세를 매우 힘들어 한다. 그래서 많은 그룹 클래스에서 앉은 자세를 생략하는 경우가 있지만, 그러나 선생이 오늘 앉은 자세를 해야겠다고 시퀀스를 짰다면 **앉은 자세 전에 허리를 바닥에 대고 누워서 하는 자세(Supine)를 생략해서는 안 된다. 왜냐하면 앉은 자세에서 올 수 있는 골반과 뒤 허벅지의 스트레스를 미리 준비해야 하기 때문이다.** 또한 현대인의 85% 이상이 허리의 통증을 경험한 적이 있다는 보고가 있고, 허리의 유연성과 튼튼함이 곧 자신의 신체 건강과 직결되므로 앉은 자세에서 오는 허리의 스트레스를 줄이기 위해서 두 번째 엎드린 자세 역시 생략하지 않도록 한다.

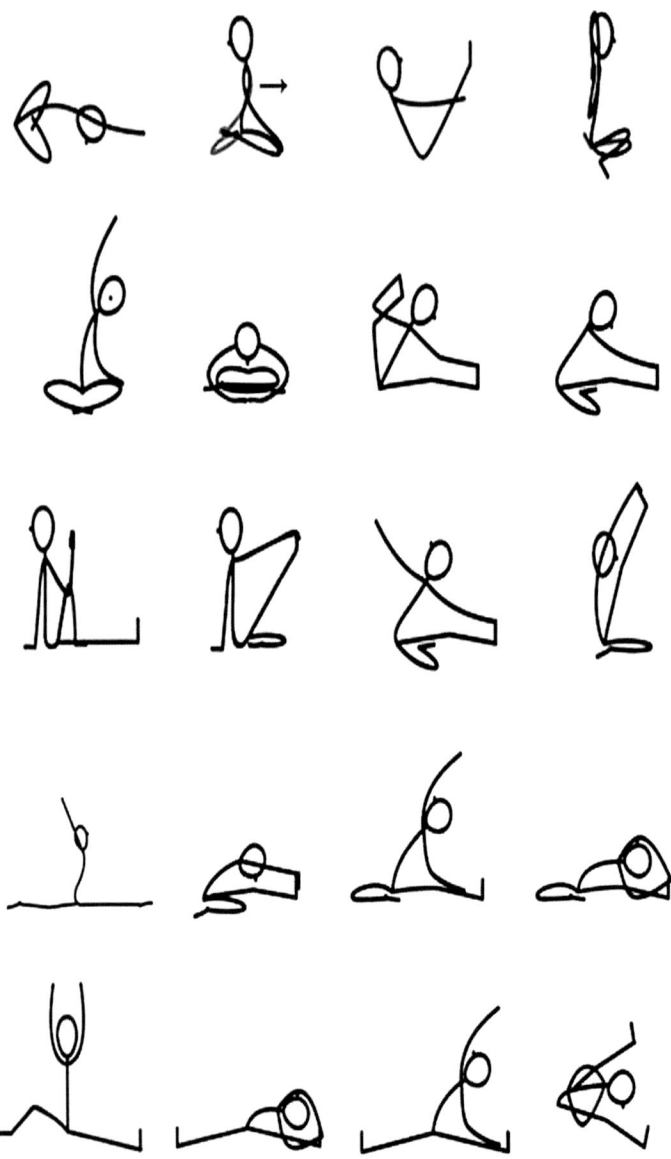

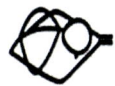

⑨ 두 번째 누운 자세(Supine)

사바사나로 휴식을 취한다.

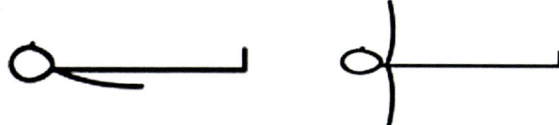

시퀀스 준비: T 도표 그리기

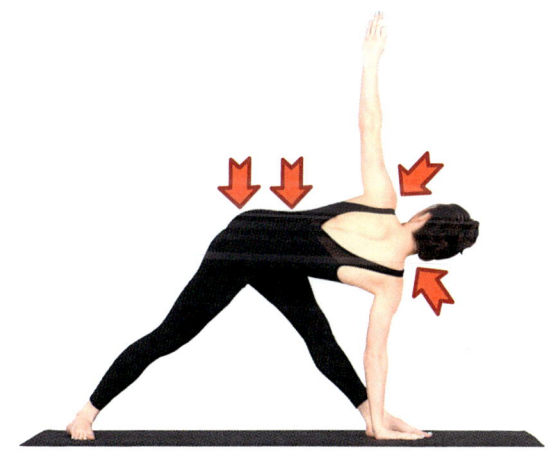

피크 자세: 회전 삼각 자세(Parivrtta Trikonasana)

예를 들어 오늘 수업의 피크자세로 회전 삼각 자세를 한다고 해 보자. 이 동작을 할 때 몸의 어느 부분에서 스트레스가 느껴지는 지를 체크하여 아래와 같이 T도표를 만들어 준비동작과 보상동작 포즈들을 구성해 본다. **이 포즈에서는 화살표 부분인 어깨, 목, 요추, 천골에서 스트레스가 느껴진다. 그러므로 준비동작에서 어깨, 목, 요추를 충분히 웜 업해 주고 가벼운 비대칭 동작과 비대칭 트 위스트 동작들을 미리 해서 몸이 피크 동작에 갈 수 있도록 준비 한다. 피크동작이 끝난 후 보상 동작에서는 비대칭 피크 동작에서 느껴지는 골반과 천골의 불균형을 제자리로 돌려 놓기 위해 대칭 포워드 밴드를 하고 스트레스가 쌓인 어깨, 목, 요추를 다시 제자 리로 돌려 놓는 자세들로 구성하여 편안하게 풀어 준다.**

다음 T도표는 회전 삼각 자세 동작을 피크 동작으로 할 때의 준
비 동작과 보상 동작을 예를 들어 설명한 것이다.

준비 동작	보상 동작
1. 요추를 웜 업해 주는 동작	1. 스탠딩 대칭 포워드 밴드
2. 비대칭 동작	2. 목을 풀어 주는 동작
3. 가벼운 트위스트 동작	3. 척추의 긴장을 푸는 무릎 동작
4. 대칭 포워드 밴드	4. 천골을 안정화시키는 자세 호흡에 맞춰 다리를 들은 상태에서 넓혔다 좁혔다 한다.
5. 다운 독에서 스탠딩으로 전환하고 척추를 늘임	5. 눕는 자세로 마무리

수업에서 흔히 일어나는 요가 시퀀스 오류

선생이 자신의 시퀀스에 명확한 확신을 가지고 수업을 할 때 학생들은 수업 속에 숨어 있는 선생의 의도를 전혀 모른다 하더라도 분명히 수련 후에 몸에서 느껴지는 총체적 효과에 만족할 것이다. 그러나 다음과 같은 시퀀스 오류는 학생들로 하여금 수업 후에 혼란을 느끼고 선생이 주려고 한 의도를 충분히 소화하지 못한 채 수업을 떠나게 하는 요소들이다.

첫째, 각각의 아사나 포즈가 가지고 있는 가치나 에너지 효과를 고려하지 않고 그날 수업의 목표나 의도 없이 포즈들을 계속 연결하여 시퀀스를 짠다든가 학생들이 좋아하는 포즈들을 위주로, 방송이나 잡지에 많이 나오는 포즈를 중심으로 시퀀스를 짜는 것은 안전하지도 않고 효과적이지도 않다.

둘째, 트위스트 자세나 사이드 밴드를 하기 전에 미리 비대칭 자세들을 하지 않고 바로 넘어가는 것과, 앉은 자세 수련을 하기 전에 골반과 허벅지 뒷부분을 웜 업하지 않는 경우에는 골반과 천골에 스트레스를 준다. 그러므로 천골 안정화에 대한 고려 없이 시퀀스를 짜는 것은 언제 올지 모르는 미래의 천골 부상에 자신과 학생들을 노출시키는 것이다.

셋째, 연꽃 자세나 수카사나 등의 앉은 자세에서 포워드 밴드를 하지 않고 사이드 밴드나 트위스트로 바로 넘어가는 경우에는 길고 충분한 호흡이 되지 않음을 느낀다.

넷째, 트위스트나 백 밴드, 익스텐션, 사이드 밴드 등을 포워드 밴드 동작 없이 연속해서 두 번 정도 하는 것은 괜찮지만 **비대칭**

포즈들을 세 번 이상 계속하는 경우에는 천골, 목, 어깨 등에 지나친 스트레스가 쌓이므로 주의한다.

다섯째, 피크 포즈 후 마무리 보상 동작을 할 때 다이내믹한 움직임 대신에 한 자세에서 오랫동안 유지하거나 한 번의 반복으로 끝내 버리는 것은 몸에 쌓인 피로를 충분히 풀지 못하고 몸에 또 다른 스트레스를 주게 된다.

여섯째, 스탠딩으로 가기 전 준비 자세에서 지나치게 강한 포즈들을 취하는 것은 좋지 않다. 예를 들면 업 독이나 뱀 자세, 플랭크 포즈를 너무 오랜 시간 한다든가 차투랑가(Chaturanga)를 지나치게 많이 한다든가, 무릎 자세에서 계속 변형 자세를 취하며 무릎에 무리를 준다든가, 골반을 열기 위해 런지(Lunge)나 비둘기 자세에서 시간을 많이 보낸다든가 하는 것은 몸을 지치게 하고 몸 관절에 스트레스를 만든다.

일곱째, 준비동작이 너무 길고 피크 동작 후 보상 동작을 짧게 한 채 수업이 끝나게 되어 **아래와 같은 곡선의 수업을 만든 경우는 시퀀스의 오류일 수도 있고, 시간 관리의 문제일 수도 있다.** 그러므로 시퀀스를 짤 때, 혹은 수업을 할 때 이런 비대칭 포물선 형태가 되지 않도록 주의해야 한다.

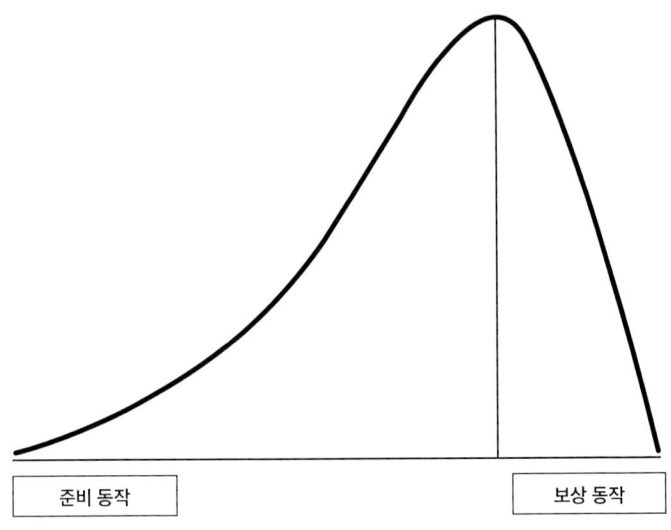

| 준비 동작 | | 보상 동작 |

만약 자신이 참여했던 수업에서 강한 백 밴드를 한 다음 보상동작 없이 수업이 끝나 버렸다면 잠시 요가원에 남아서 혹은 집에 와서 간단하고 심플한 백 밴드와 포워드 밴드를 하여 몸에 남아 있을 부정적인 스트레스를 없애고 중화시키도록 한다. 이것은 자신의 몸을 관리하며 주인의식을 갖고 수련하는 좋은 태도다.

데시카차르는 책 『더 하트 오브 요가(The heart of Yoga)』에서 헤드 스탠드 동작을 아침에 일어나서 혹은 저녁 잠자리에 들기 전에 준비 동작이나 보상 동작 없이 끝내는 경우에 대해 다음과 같이 경고하고 있다.

많은 사람들은 헤드 스탠드 동작에 숨겨져 있는 부정적인 효과에 대해 간과하고 있는 것 같다. 헤드 스탠드 동작은 중력을 거스르는 거꾸로 동작이므로 긍정적인 효과가 많이 있지만 동작을 취하는 동안 온몸의 무게를 목으로 지탱하는 부정적인 요소가 있다는 것을 인지하고 이 동작을 한 후에는 반드시 적절한 보상 동작이 따라 줘야 한다는 것을 잊지 말아야 한다. 바람직한 아사나 훈련은 어떤 동작의 완성 목표를 정해 놓고 목표를 향해 계속 동작을 발전시켜 나가는 것이 아니라 운동을 마쳤을 때 부정적이고 해로운 요소가 일체 몸에 남겨짐이 없이 편안하게 우리 일상생활을 지속해 나가도록 도와주는 것이다.

아무리 좋은 의도를 가지고 수련을 시작하였다 하더라도 수련을 마쳤을 때 우리가 얻고자 하는 긍정적 결과를 얻기보다는 오히려 근육에 심한 통증을 느끼거나 에너지가 축 처지는 부정적인 느낌을 받는다면 결코 좋은 수련을 했다 할 수 없을 것이다. 그러므로 충분한 준비 동작과 보상 동작 없이 수련을 끝내는 것은 결국 또 다른 원치 않는 결과를 낳게 된다는 것을 인지하고 '적절한 노력(Appropriate Effort)'을 하는 지혜가 필요하다 하겠다. '적절한 노력'이란 내 몸과 마음의 능력을 몇 배로 증폭시키는 것이 아니라 오히려 내 몸과 마음의 밸런스를 찾는 것을 말한다. 다시 말해 만약 우리 삶이 긴장되어 있고 시간에 쫓기는 삶이라면 시스템을 진정시키는 방향으로 요가수련을 해야 할 것이고, 삶이 활동량이 적고 느릿하다면 좀 더 강하고 지속적인 노력을 요구하는 자기 수련을 꾸준히 해야 할 것이다.

PART 03

THE SECRETS OF
TEACHING YOGA

요가를 가르치는 것은 일종의 과학이며, 예술이고, 새로운 인간관계를 만들어 가는 것이다. 같은 내용이라도 어떻게 가르치는가를 결정하는 과정은 일종의 예술이다. 이것은 학생들에게 요가를 즐기게 하고, 그들이 무릎이 아프고 허리가 뻐근해도 수업에 빠지지 않고 오게 하는 마력의 힘을 가진다. **또한 선생과 학생 간의 연결고리는 인간관계이다.** 선생이 실수를 하고, 소소한 약점이 있고, 자신의 의견과 맞지 않다 하더라도 선생의 관심과 사랑은 학생이 선생을 떠나지 않게 하는 접착제와 같은 역할을 한다.

01
요가 수업의 전략과 경영

요가 수업을 할 때 고려해야 할 사항은 이 수업이 누구를 위한 수업인가이다. 모든 학생들은 자신의 필요에 의해서 요가원을 찾고, 자신의 몸 상태를 잘 알고 있으며 요가시간에 자신의 문제를 해결하려고 애쓴다는 것을 선생은 알아야 한다. 그러므로 학생들로 하여금 스스로 자신의 몸에서 오는 느낌대로 포즈를 취하도록 한다. 이것은 결국 바깥에 드러나는 신체적인 조화에 치중한다기보다는 장기적으로 봤을 때 보다 내면 깊이 들어가는 경험을 하게 하는 것이다.

요가를 가르치는 것은 요가 수련의 연장선 상에 있다. 당신이 바로 조금 전에 요가자격증을 땄든, 혹은 경력 많은 요가 선생이든 요가는 끊임없는 자기변화, 자기계발이라는 것을 잊지 말아야 한다. **당신이 얼마나 세상을 명확히 볼 수 있고, 삶을 충분히 느끼며 행복하게 사는지가 요가를 가르치면서 드러나게 된다. 심도 있는 자기훈련을 요하며, 요가를 자기 삶 속으로 스며들게 해야 한다는 점이 다른 과목을 가르치는 선생들과 다른 점이라 하겠다.**

요가를 가르치는 선생(Guru)과 학생(Shishya) 사이는 특별한 관계로 이어지는데 이는 남편과 아내, 친구와는 다른 성격의 인간관계를 형성한다. 인도에서 요가를 가르치고 배우는 것은 매우 진지했고 선생의 모든 것을 배울 때까지 선생 곁을 떠나지 않겠다는 학생의 '서약'이 있었다. 그러므로 요가 선생은 학생의 모델이 되고 학생은 깨달음과 발전을 위해 노력하며 좀 더 많은 사랑과 존경심을 가지고 선생을 대한다. 또한 선생은 학생들의 움직임, 동작, 호흡, 긴장과 휴식을 통해 학생들을 점점 깊이 알아가게 된다.

진정성은 힘이 있다

요가를 가르칠 때 가장 중요한 것은 진정성(Authentic)이다. 자신만이 갖고 있는 독특한 컬러(Color)와 코드(Code)로 수업을 이끌어야 한다. 남의 흉내를 낸다든가, 생각 없이 따라 하는 티칭은 에너지가 없는 죽은 수업과도 같다. 학생들이 비록 선생에게 표현하지 않는다 하더라도 선생이 진정성이 없고, 선생 몸에서 나오는 열정이 없을 때는 금방 감지한다는 것을 알아야 한다. 당신은 이 우주에서 유일하고 독특한 존재가 아닌가? 당신만의 향기와 특징을 가진 티칭 전략을 가져야 한다. 물론 초기에는 다른 선생의 티칭 스타일을 모방할 수도 있고 유튜브나 미디어에 나오는 선생의 멘트나 억양 등을 흉내낼 수 있지만 일정기간이 지난 다음에는 자기만의 독특한 티칭 방법론을 가지고 수업을 진행해야 한다.

두 가지 티칭 전략을 활용하라

티칭 전략에는 두 가지가 있다.

첫째, 학생들에게 주는 동작에 대한 자세한 설명을 자제하는 것이다. 이것은 학생들로 하여금 좀 더 내면에 들어가게 하는 좋은 방법이다. 처음에 자세에 대한 설명을 한 후에 오랫동안 자세를 유지할 때는 긴 침묵을 유지한다.

둘째, 마치 오케스트라의 지휘자처럼 매 동작, 호흡마다 설명을 주는 것이다. 숨을 들이쉬고 내쉴 때마다 또 동작 하나하나에서 움직일 때마다 반복적이며 구체적인 지시를 주며 동작을 마치고 쉬고 있을 때조차도 설명을 곁들인다.

교사는 한 수업을 진행할 때 이 두 가지 방법을 다 쓸 수 있으나, 한 동작에서 이 두 가지 방법을 동시에 쓰지는 말아야 한다. 선생이 한 동작에 관한 자세한 설명을 하다가 갑자기 설명을 자제하며 학생들로 하여금 스스로 동작을 하게 할 때는 학생들에게 왜 그런지를 알게 하는 게 좋다.

거울효과(Mirroring)를 활용하라

선생이 동작을 취하거나 지시할 때 거울효과(Mirroring)를 선택할지에 대해 수업시작 전에 학생들에게 알린다. 그렇지 않으면 학생들이 왼쪽과 오른쪽에 대해 혼란을 느끼기 때문이다. 예를 들어 선생이 미러링(Mirroring)을 선택한다고 학생들에게 미리 알리면 선생이 오른손을 들 때 학생들은 왼손을 들게 되므로 선생은 오른손을 올리면서 학생들에게는 "왼손을 높이 드세요" 해야 한다. 반대로 학생들이 오른쪽으로 몸을 돌리게 하고 싶을 때 선생 자신은 왼쪽으로 돌면서 "오른쪽으로 몸을 돌리세요"라고 말을 한다. 내 경험에 의하면 학생들은 선생과 같은 방향으로 움직이는 '거울효과'를 좋아한다.

계속 같은 말을 반복하지 말라

누구든 녹음기가 계속 같은 말을 반복하며 돌아가면 녹음기를 꺼 버리지 않는가? 선생이 포즈를 할 때마다 같은 말을 반복한다면 신선도가 떨어져 학생들은 더 이상 들으려고 하지 않을 것이다. 포즈는 취하되 생각은 벌써 요가원 밖에서 놀고 있을지도 모른다. 그러므로 다른 선생의 수업을 참관하거나 인터넷, 세미나 참가 등을 참고하여 같은 포즈를 다르게 설명할 수 있도록 신선한 멘트를 늘 준비하도록 노력한다.

학생 모두를 시야에서 놓치지 말라

수업 중 학생들이 동작을 이해하지 못하고 혼란스러워할 때나, 학생의 위치에서 동작을 보여줄 때를 제외하곤 언제나 학생들을 바라보며 동작을 취하도록 한다.

이를 위해 세 가지를 염두에 둔다.

첫째, 선생의 눈은 수업 내내 교실과 학생들의 동작과 표정, 몸의 상태 등을 살펴야 한다.

내가 참여했던 어떤 수업에서 있었던 일이다. 빠드마사나(Pad-masana), 즉 연꽃자세에서 눈을 감고 호흡운동으로 수업시작을 하였는데 내 옆에 앉은 수염 많은 히스패닉계 남자가 뚱뚱하고 골반이 닫혀 있어선지 가만히 앉아 있질 못하고 이리 움직이고 저리 움직이면서 계속 자세를 바꾸는 것이 느껴졌다. 학생이 다섯 명밖에 없었기에 당연히 선생이 다가와 어려움을 해결해 주리라 기대했는데 선생은 눈을 감은 채 계속 말을 하고 있었고 학생을 보살피지 않는 게 아닌가? 잠깐 옆을 바라보니 허리를 굽혀서 다리를 폈다 오므렸다 하며 전혀 호흡에 집중하지 못하고 있었다. 그래서 내가 요가 블록을 엉덩이 밑에 깔고 앉는 것을 보여주자 따라 하였다. 그제서야 그는 편안한지 조용히 호흡에 집중하기 시작하였다. 선생은 학생들이 동작을 제대로 따라 하고 있는지, 포기하고 앉아 있지는 않은지, 동작을 취하는 중 몸의 통증을 느끼지는 않는지, 남들을 쳐다보며 못하는 자신에게 실망하고 있지는 않은지 등을 살피고 힘들어하는 학생이 있다면 가까이 가서 도와야 한다.

둘째, 선생은 수업 중에 수련장을 떠나지 않으며, 각각의 학생들로 하여금 선생이 자기 주변에 있다는 것을 느끼게 한다.

셋째, 아무리 큰 그룹의 수업이라도 모든 학생들이 선생을 볼 수 있게끔 지그재그 식으로 요가매트를 배치하여 시야가 가리지 않도록 자리를 배치한다.

요가 수업은 요가 선생의 수련 시간이 아니다

수업을 마친 후에 학생들이 행복해 보이면 선생은 더없이 만족스럽다. 그러므로 **요가 수업은 처음부터 끝까지 모두 학생들을 위해서, 학생들의 필요를 충족해주는 것이 되어야 한다.** 다시 말하면 선생의 일방적인 시퀀스나 선생의 수련 한계, 혹은 선생 자신의 몸 상태나 감정 상태에 맞춰서는 안 된다는 것이다. 그래서 비니요가원에서는 선생이 수업 전에 학생들로 하여금 오늘 특별히 스트레치하고 싶은 신체부위가 있는지 또 특별히 하고 싶은 동작이 있는지를 묻는다. 학생들은 이 질문에 목과 어깨가 불편하니 좀 풀었으면 좋겠다든가, 전사자세3이나 소머리 자세를 하고 싶다든가, 비둘기 자세를 해 달라든가 등을 요구하게 된다. 그러면 선생은 기억했다가 그 동작을 시퀀스에 넣어서 수업을 진행한다. 자신의 요청을 선생이 기억했다가 포즈를 취하게 되면 학생들은 자신이 존중받았다는 느낌을 갖게 되고, 포즈를 적극적으로 취하며 수업에 능동적으로 참여하게 된다.

데모를 할 것인지 안 할 것인지 결정하라

선생은 데모에 관한 것을 결정해야 한다.

첫째, 학생들 앞에서 선생의 데모를 가능한 적게 한다. 좋은 선생은 경력이 쌓일수록 데모를 적게 한다는 사실을 아는가? 그렇다. 미국에서 경력 많은 요가 선생들은 자신이 직접 데모를 하지 않고 자세한 설명으로 동작을 표현한다. 그래서 미국에서는 요가 선생들이 모델처럼 날씬하지 않아도, 나이 많은 할머니, 할아버지여도, 또한 직접 몸으로 보여주지 않아도 폼을 정확하게 안내하므로 인기 있고 존경받는 경우가 많다. 선생이 처음부터 데모를 하면서 수업을 하면 학생들은 기계적으로 따라 할 뿐 올바른 동작을 배울 기회를 놓치게 된다.

둘째, 수업 중간에 꼭 데모를 보여줘야 할 상황인데 선생의 몸이 아직 준비가 안 됐다면 학생을 선정하여 대신 데모를 보이도록 한다. 학생들의 몸은 수업 전반부의 수련으로 이미 준비가 되어 있고 데모 후에 계속해서 수련을 하게 되므로 몸에 무리가 오지 않는다.

셋째, 만약 선생이 힘든 동작의 데모를 보여야 할 상황이라면 동작 전에 미리 준비동작을 해야 하고, 동작 후에 보상동작(Compensation)을 해서 선생의 몸이 다치거나 무리가 가지 않도록 주의한다. 요가 선생들이 수업에서 보여주기 효과를 위해 지나치게 데모 동작을 하여 무릎과 골반, 천골, 경추 등의 문제로 힘들어 한다는 것을 아는가? 스스로 몸을 보호하지 않는다면 그 다음 단계는 치료만 있을 뿐이고 머지않아 책상 앞에 앉아서 요가 선생을 해야 할 것이다.

넷째, 선생이 전체 수업에서 데모를 하며 진행하게 되면 비주얼(Visual)로 배울 수 있으므로 기초단계의 학생들은 편안하고 쉽게 따라 할 수 있다는 장점이 있다. 그러나 **매 수업마다 데모를 보여야 한다면 선생은 지쳐서 많은 수업을 소화할 수 없고 가르칠 수 있는 수업시간이 제한될 것이다. 결과적으로 요가 선생으로서의**

수명이 짧아진다.

다섯째, 만약 데모를 하기로 결정했다면 데모를 보이기 전에 미리 자세에 대한 동작 설명을 먼저 하고 데모를 보인다. 데모를 보이면서 동시에 설명을 하는 것은 학생들의 집중을 떨어뜨려 혼란을 가져온다.

여섯째, 부분적으로 수업 중간 중간 데모를 보이는 것은 괜찮지만 전체 수업을 데모하며 진행하는 것은 옳지 않다. 왜냐하면 선생이 동작을 취하면서 수업을 하면 학생들과의 교류가 끊겨 학생들의 자세를 수정해 줄 수도 없고, 학생들은 선생의 시야에서 벗어나 고립됨을 느낀다. 그러므로 나를 지도했던 트레이시는 항상 우리에게 이렇게 강조했다.

> 네가 가르칠 때는 가르치기만 하고, 네가 수련할 때는 수련만 해라!
>
> When you're teaching, Teach! When you're practicing, Practice!

그럼에도 불구하고 데모를 해야 할 때가 있다.

① 요가 초보자들을 위한 수업.

② 몸의 질환을 가지고 있는 그룹을 가르칠 때. 예를 들면, 관절염이나 허리 질환이 있는 그룹, 혹은 휠체어를 타는 그룹 등.

③ 정확한 자세를 말로 설명하기가 어려워 데모를 보여줘야 할 때. 예를 들면, 처음으로 독수리 자세를 가르칠 때 팔의 꼬임과 손바닥의 위치, 다리의 꼬임 등을 말로 설명하면서 얻어지는 몸의 이

로움까지 한꺼번에 다 표현하기는 어려우므로 일단 데모를 스텝 바이 스텝(Step by Step)으로 보여주며 타깃(Target) 근육과 운동의 효과를 설명해준다.

데모를 하지 않아도 되는 경우는 다음과 같다.
① 명상 수업
② 중간 이상 레벨의 요가 경험자들의 수업
③ 단순한 동작일 때
④ 몸을 이완시키는 동작을 주로 할 때

단어를 신중하게 선택하라

첫째, 동작을 설명할 때 학생들이 알아들을 수 있는 단순 명료한 단어를 사용하되 쓸데 없이 많은 말과 아름다운 미사여구를 덧붙여 동작의 핵심에서 벗어나지 않도록 한다. 예를 들면 "숨을 들이쉬며 머리가 천정에 닿는 느낌으로 척추를 늘리세요" 하면 되는데 "숨을 들이쉬며 전체 척추 하나하나를 늘리면서 머리 끝이 하늘을 닿는 느낌을 가지세요. 이때 배는 숨을 들이쉬는 끝에서 가볍게 릴리스(Release)하는데 그 전까지는 꽉 조이고 계세요. 또 이 동작이 주는 요가의 기쁨을 몸 전체로 느끼세요." 이 많은 말을 숨을 가쁘게 몰아 쉬며 하는 동안 동작을 유지하고 있는 학생들을 지치게 하지 말아야 한다는 것이다.

둘째, 만약 어떤 학생이 잘 못 알아듣고 동작을 머뭇거리고 있다면, 그것은 선생의 설명이 명료하지 않았다는 뜻으로 받아들이고 다른 표현으로 설명을 해 준다. 특히 새로 온 학생들은 동작 하나 하나가 생소하여 쉬운 설명도 어렵게 느껴진다. 이때는 선생이 데 모를 보이면서 자신의 지식을 총동원하여 디테일까지 장황히 설명 하고 정확한 폼을 만들려 하는 것보다 학생들로 하여금 간단한 요 가동작을 표현하고 즐기게 하는 것이 좋다.

셋째, 혹시 설명부분이 분명치 않아 혼돈을 주었다면 쉽고 정확 한 다른 표현으로 바꿔본다. 너무 시적이거나 상징적인 어구를 사 용하지 않는다. 예를 들면, "엄지발가락에 의식을 가져 오세요" 하 는 분명한 내용을 "엄지 발가락에 호흡을 보내세요"라고 모호하게 표현하지 않는다.

넷째, 학생들이 모르는 요가의 어원인 산스크리트어를 사용할 때는 그 내용을 설명한 후에 말하도록 한다. 예를 들면, 요가의 시 작과 끝에 하는 간단한 '나마스떼'조차도 수업을 마무리 할 때 새 로 온 학생에게 설명을 해 주면 다음에 왔을 때 선생이 인사를 한 후에 답례를 받게 된다.

나마스떼의 뜻은 "나는 당신을 경배합니다 그리고 내 안에 있 는 신성과 스승이 당신 안에 있는 신성과 스승을 봅니다(I honor you and the divine and teacher in me sees the divine and teacher in you)"이다.

목소리는 소중한 자원이다

수업을 할 때 '음', '그냥', '뭐더라', '저기', '그러니까' 등의 군소리를 하지 않고 경험 많은 전문가다운 어투와 말을 사용한다. 수업이 끝난 후에는 녹음된 목소리를 들어보고 목소리 톤과 속도를 체크해 본다. 계속 녹음을 듣고 바꾸기를 반복하여 나만의 가공하지 않은 목소리를 내게 되었을 때 가장 아름다운 자신의 목소리를 갖게 될 것이다. 기억하라! **선생의 언어는 항상 심플하고 명확하고 요점만 분명히 말해야 학생들의 주의력을 집중시키고 머리 속에 기억이 잘 된다는 것을….**

첫째, 선생의 목소리는 학생들을 움직이게 하고 에너지를 주는 자원이다. 전반적으로 선생의 목소리는 확신에 차 있어야 하고, 단지 큰 목소리의 모노 톤이 아니라 때론 부드럽게, 때론 강렬하게, 또 때론 조용하게 표현하며 수업을 이끌어가도록 한다.

둘째, 많은 요가 선생들이 목소리를 부드럽게 하려는 경향이 있는데 아무리 조용한 목소리라 하더라도 교실 끝까지 분명하게 잘 들릴 수 있도록 말을 해야 한다.

셋째, 조용하고 약간 어두운 요가원인지, 시끄럽고 활기찬 피트니스 센터인지, 아침시간 혹은 저녁시간인지에 따라 목소리의 톤과 내용을 고려해서 말한다. 낮에 피트니스 센터에서 가르칠 때는 에너자이징(Energizing)한 수업을 이끌어야 하므로 평소와 달리 수업 전반에 걸쳐 약간 높은 톤으로 강하게 힘주어 하고, 저녁시간에 조명이 잔잔하고 아늑한 요가원에서는 평소보다 한 톤 낮은 조용한 목소리로 수업을 진행하는 것이 좋다.

넷째, 만약에 학생들이 좀 더 내면으로 들어가길 원한다면 이렇게 하자.

① 말을 평소보다 적게 한다.

② 좀 더 낮은 톤으로 말을 한다.

③ 부드러운 톤으로 말을 하되 뒤까지 잘 들리도록 말을 한다.

다섯째, 학생들이 좀 더 에너자이징(Energizing)하길 원한다면 이 렇게 하자.

① 큰 목소리 톤으로 말을 한다.

② 모노톤인 단조로운 목소리보다는 동작이 깊어지고 자세를 유 지하는 시간이 길어질수록 목소리 톤을 바꿔가며 말을 한다.

③ 목소리에 힘을 실어 말을 한다.

여섯째, 여러 동작이 계속되는 빈야사 플로(Vinyasa Flow)를 진행 할 때는 다이내믹한 목소리를 내되, 이렇게 하자.

① 그 다음 동작이 계속된다는 것을 학생들에게 미리 알린다.

② 학생들이 일련의 계속되는 동작에 지칠 수 있으므로 "잘한 다", "너무 멋지다", "훌륭하다", "잘했다" 등등의 칭찬을 포즈가 옮 겨갈 때 추임새처럼 넣어 동기부여를 한다.

③ 늘 미소를 잊지 않는다. 표정 없이 모노 톤으로 진행하는 요 가 선생에게서는 에너지가 느껴지지 않는다. 수업 내내 부드러운 미소를 유지하며 목소리 톤을 높여 학생들을 격려한다.

수업은 시간관리가 제일 중요하다

초보 요가 선생에게는 시간 관리가 가장 어려운 이슈다. 수업 오 기 전에 시퀀스를 잘 짜 가지고 왔지만 어떨 때는 시간이 남고 또 어떨 때는 시간이 부족하여 마무리 동작을 못하고 급히 마쳐야 할 때가 자주 생긴다. 수업을 하다 보면 시간이 남을 때보다는 부족할 때를 더 많이 경험하므로 거의 모든 선생들은 좀 서두르는 경향이 있다. 그러므로 수업의 구성에 따라 시간 배당을 하는 것이 중요하다. 수업의 구성은 ① 수업 소개 및 인사 ② 호흡운동 ③ 동작 ④ 사바사나(휴식)와 마무리 인사로 하고, 1시간 수업이라면 호흡과 웜 업에 10분, 본 운동에 35분, 쿨 다운에 10분, 사바사나에 5분을 할애하는 것이 좋다.

다음 세 가지는 시간 관리를 잘 하기 위한 유용한 방법들이다.

첫째, 운동에 들어가기 전 수업 초반부에 너무 많은 시간을 쓰지 않도록 하고, 시간이 부족하여 마지막 사바사나를 소홀히 하지 않도록 한다. 특히 나이가 많은 실버 그룹이나 정서적 안정이 필요한 우울과 불안해소를 위한 그룹을 티칭할 때는 사바사나에 시간을 좀 더 할애하도록 한다.

둘째, 학생들이 한 동작을 유지하고 있을 때 너무 많은 지시사항을 주면서 시간을 끌어 학생들을 지치지 않게 하고, 긴 동작설명을 할 때에는 학생들이 동작을 취하기 전에 한다. 학생들이 포즈를 취하면서 몸에서, 혹은 마음에서 일어나는 느낌을 느끼게 하고 싶을 때는 약 30~50초 정도, 약 4~6번 정도의 깊은 호흡을 할 수 있는 시간을 준다. 이때 한 학생의 호흡을 관찰하며 시간을 측정한다.

셋째, 명상이나 호흡을 가르칠 때는 시계를 이용한다.

학생들을 계속 관찰하라

요가 선생들의 직업병은 언제 어느 곳이든지 사람들을 보면 자세가 먼저 보이고 거기에 따른 요가 포즈를 머리 속에 떠올리는 것이다. 음악회에 가서 열심히 지휘하는 지휘자의 구부정한 어깨를 보면 전사자세나 코브라 포즈가 생각이 나고, 유명한 서커스를 보러 가서는 이쪽 저쪽으로 자유롭게 허리를 휘고 뒤트는 여자 서커스 단원을 보며 머리 속에서 '저 여자 나이 들면 심각한 보디 페인(Body Pain)을 느끼겠군…' 하는 생각을 하는 것이다.

나 역시 이 직업병에 제대로 걸려서 학생들이 수업에 들어올 때부터 관찰이 시작된다. 학생들의 표정, 자세, 움직이는 패턴 등으로 학생들이 가지고 있는 신체적 이슈(목, 어깨, 허리 등의 문제), 감정적 이슈(마음이 안정, 불안정한지 혹은 기운이 넘치는지, 축 처져 있는지) 등을 눈치채고 수업을 진행할 때 그 학생들의 니즈(Needs)에 맞는 수업을 함으로써 수업이 끝났을 때 만족스런 학생들의 표정을 보는 것은 선생으로서 느끼는 큰 즐거움 중의 하나이다.

요가 수업이 학생들의 필요를 채워주는 일종의 서비스라고 볼 때, 선생이 '오늘 쟁기포즈를 해야지' 하고 시퀀스를 짜 놓고 학생들의 몸 상태나 감정 상태는 고려하지 않은 채 그대로 진행한다면 그것은 학생들에게 서비스를 잘 했다 할 수 없다. **결국 좋은 수업이란 '수업이 끝난 후에 학생들의 발걸음이 통통 튀며 가벼운가? 에너지 전환이 일어났는가? 학생들의 얼굴에 만족함이 보이는가?' 등으로 판단되기 때문이다.** 선생이 좀 더 에너지를 주기 위해 마지막 부분에서 빠른 동작과 고난이도의 동작을 하려 했을 때 학생들의 반응이 기대에 못 미치고 이미 지쳐있다면 이것은 전체적인 수업이 제대로 되지 않았다는 증거일 것이다.

이렇게 되지 않기 위해서는 다음을 주의해야 한다.

첫째, 선생이 요가 매트에 풀로 붙인 듯이 있어서는 안 된다. 학생들을 다양한 각도에서 다양한 위치에서 살펴보되 학생의 얼굴을 직접 마주보지는 않도록 한다.

둘째, 학생 수가 많은 수업에서는 선생이 움직일 공간이 없을 때가 있다. 이때는 학생들의 움직임이 시작됐을 때 바깥쪽으로 조심스럽게 움직이며 학생들을 살핀다.

셋째, 수업 중 자기도 모르게 하고 있는 제스처에 주의한다. 학생들은 선생의 보디 랭귀지, 즉 팔짱을 끼고 있다든가, 학생들이 앉거나 누웠을 때 위에서 내려보고 있다든가, 손을 골반에다 놓는다든가 등의 제스처를 읽고 있다는 사실을 놓치지 말아라. 언제나 손은 자연스럽게 아래로 내려 놓고 주로 벽 쪽에서 두루두루 살피고 도움이 필요한 학생에게 다가간다.

넷째, 호흡 운동을 하고 있을 때나, 밸런스 동작을 가르칠 때, 학생들로 하여금 집중하게 할 때, 명상을 가르칠 때, 학생들이 사바사나를 할 때 선생은 움직이지 않는다.

다섯째, 학생들은 수업 중 눈을 감는다 하더라도 선생은 수업 내내 눈을 뜨고 있어야 한다.

학생들이 따라오지 못할 때는 이렇게 하자

첫째, 다른 말로 설명을 고쳐 하거나 전체 학생들에게 용기를 주며 고무한다.

둘째, 학생들의 잘못된 동작들을 하나하나 지적해서 보여주며 정확한 자세의 데모를 보여준다.

셋째, 잘못된 동작을 하고 있는 학생에게 다가가 만지는 것에 대한 허락을 받고 가볍게 만지며 동작을 잡아 준다. 그러나 잘못 하고 있는 학생의 이름을 부르며 동작을 다시 설명하는 것은 내성적인 학생인 경우 수치감을 느낄 수 있으므로 친밀한 사이가 아니라면 권할 만한 일은 아니다.

넷째, 수업 중에 학생들의 자세를 잡기 위해 갑작스레 중단을 하고 설명을 하게 되면 수업의 에너지가 깨지고 주의력이 분산되므로 꼭 해야 할 때를 제외하곤 최소화한다

다섯째, 요가 포즈에 매우 자신감이 넘치는 선생들은 학생들의 포즈를 완벽하게 만들기 위해 누르고 밀고 잡아당기며 무리하게 어깨를 여는 동작을 하는 경우가 있는데, 이때 학생들의 몸이 준비가 안 됐거나 호흡이 불안정할 경우 부상을 당할 수가 있으므로 각별히 조심하도록 한다. 학생들은 자신의 몸의 한계를 알고 있으므로 학생의 동의 없이 무리하게 포즈를 만들려고 해서는 안 된다. 단지 학생이 좀 더 깊은 자세를 원하고 선생에게 도움을 청할 때에는 기꺼이 최선을 다해 도움을 주도록 한다.

여섯째, 학생을 자세히 알기 전까지는 이성 학생의 몸을 만지는 것을 자제한다. 선생의 터치에 대해 이성의 학생들은 성적인 느낌

을 받을 수 있고, 또 다른 한편으로는 성추행이라고 받아들일 수도 있기 때문이다. 미국에서는 마사지 테라피스트, 의사, 성직자 등 특별한 직업을 제외하곤 몸을 만질 때 허락을 받아야 한다는 규정이 있어서 요가 시간에 학생 터치를 지극히 제한하고 있는 실정이다.

실수를 두려워하지 말라

진정 훌륭한 요가 선생이 되기 위해서는 "아이고, 또 실수했구나!"를 수도 없이 반복해야 한다는 걸 명심하라. 수업을 하다 보면 내 의지와 상관없이 말이 튀어 나올 때가 있다. 왼발을 들라고 해야 할 때 뜬금없이 오른손을 들라고 한다든가 머리를 긴장 없이 가볍게 떨구라는 말 대신에 발뒤꿈치를 바닥으로 내리라고 말을 한다든가 하는 어처구니 없는 실수를 하는 것이다. 또 왼쪽을 하고 난 후에 오른쪽을 빼먹고 바로 다음 동작으로 넘어가는 실수를 할 때도 있다. 나 역시 초기엔 이런 경험을 하면 얼굴이 빨개져서 "I'm sorry! Excuse me!"라고 하고 급히 말을 바꾸곤 했는데 누구나 할 수 있는 실수이므로 당황하지 말자. 미안하다고 말하고서 앞으로의 수업을 더 잘하려고 노력한다. 수업 중 실수에 대해 잘 대처할수록 학생들은 그 내용을 더 잘 기억한다는 걸 알면 실수는 꼭 거쳐 가야 하는 정거장과도 같은 것이다.

내 경우에도 초기에 약 40명 정도의 학생들 앞에서 복근 강화 운동인 요가 크런치 싯 업(Yoga Crunch Sit Up) 동작을 하기 위해 두 손을 머리 뒤에 놓고 동작을 설명하던 중 갑자기 머리가 프로즌 (Frozen)되어 버렸다. 턱을 안으로 당기라는 "Tuck your chin in"에서 'Tuck(밀어 넣다, 집어 넣다)'이라는 말이 갑자기 생각이 안 나는 것이었다. 한참을 머뭇거리니 학생들이 "low down(내려)", "lift up"(올려) 등 여러 단어들을 중얼댔다. 학생들이 내 말을 기다리는 단 몇 초 동안 지구가 한 바퀴 돌아가는 느낌이 들었다. 가슴이 콩닥콩닥했는데 마침내 'Tuck'이란 단어가 생각나서 미안하다 말을 하고 다시 시작하였다. 다행히 학생들은 얌전히 잘 기다려줬고 그 뒤론 그 동작을 할 때마다 어찌나 잘하는지 볼 때마다 웃음이 나곤 했다. 즉, 나의 실수를 통해 학생들은 정확한 자세를 배웠던 것이었다. 그러나 그 실수는 나를 좀 더 다그치고 철저하게 준비하게끔 만든 중요한 계기가 되었다. 그 뒤로 나는 수업 전에 내가 하는 멘트에 문법이나 단어의 틀림이 없는지 꼭 확인하고 수업에 들어갔다.

수업 중 실수를 했을 때는 다음과 같이 지혜롭게 대처하자.

첫째, 굳은 얼굴로 그냥 넘어가지 말고 미안하다면서 크게 웃어버리거나 미소를 지으면 학생들의 용서를 받을 수 있고 오히려 긴장된 공기가 풀리면서 분위기가 밝아질 수 있다.

둘째, 만약 계획한 대로 수업이 진행되지 않을 때는 당황하지 말고, 지금 현재 상황에서 다시 시작하여 마무리를 잘 한다.

포즈가 아닌 사람을 가르쳐라

요가 선생 사라스와티 데비(Saraswati Devi)와 바즈 록백(Vaz Rogbeck)은 **"포즈를 가르치지 말고 사람을 가르쳐라"**라고 말한다. 요가 선생을 만들어 내는 요가 강사자격증 반에서는 어떻게 하면 정확하고 최상의 포즈를 만들어 내는가에 대한 공부에 시간을 많이 할애한다. 그러나 한 가지 일률적인 폼에 대해 공부하기보다 사람에 대해서 공부를 한다면 모든 사람이 다른 몸의 상태를 가지고 있다는 것에서 출발할 수 있으므로 어떻게 하면 각각의 몸에 맞는 포즈를 취하게 할 것인지를 고민하게 된다. 또 같은 사람이라도 시간에 따라, 계절에 따라 몸의 상태가 다르므로 그때마다 몸 상태에 맞는 포즈를 찾아 선택하는 것은 학생의 몸을 사랑하고 발전시키는 중요한 키(Key)다.

요가는 지극히 개별운동이다

요가 역사에서 보면 선생과 학생의 관계는 개인적인 도제관계와 같았다. 마치 우리나라의 서당에서의 학습과 같이 선생과 학생은 일대일로 오랜 기간 동안 서로를 알아가며 수업을 하였다. 선생은 학생의 몸의 상태에 맞게 맞춤식 수업을 진행했으며 선생의 수준까지 올라가는 데 걸리는 시간 또한 수년씩 오래 소요됐다. 학생의 능력이나 기질, 특성에 따라 아유르베다, 요가포즈, 호흡, 명상 등을 가르쳤는데 현대사회에 와서는 올 레벨(All Level) 클래스로 오픈되다 보니 좀 더 운동적인 측면이 강조되었고, 각 개인에 맞는 요가를 하기보다는 요가 폼에 치중하는 요가를 하게 되었다.

그렇기 때문에 예를 들어 그룹 클래스에서 낙타자세를 하이라이트로 하여 시퀀스를 짰다면 모두 일률적으로 "두 손을 발 뒤꿈치에 두고 허리를 길게 늘리고 골반을 앞으로 밀면서 가슴을 위로 드세요" 할 게 아니라 나이와 성별에 따라 각 개인에게 맞는 여러 변형된 포즈들을 미리 보여 준 후에 학생들로 하여금 자신에게 맞는 포즈를 취하도록 한다.

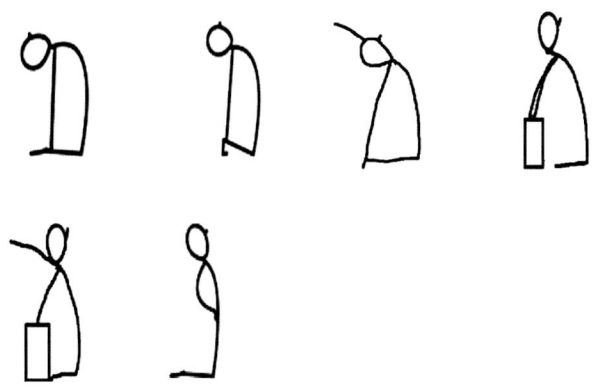

백 밴드가 조심스런 학생들은 두 손을 요추에 놓고 가슴을 들어 올리며 천천히 뒤로 제친다든가, 한 손부터 서서히 한 쪽 뒤꿈치를 잡게 하고 다른 한 손은 하늘을 향해 올려 가슴을 앞으로 밀어 올리면서 반(Half) 낙타자세를 취할 수도 있다. 어깨와 허리의 유연성이 떨어지는 학생들은 발 뒤에 요가 블록을 놓고 손을 대면서 다른 팔을 올린다든가, 허리가 유연하여 두 손이 가능한 학생들은 두 손으로 발 뒤꿈치를 잡고 완벽한 포즈를 취하게 한다.

다운 독(Downward Facing Dog) 자세를 한다면 뚱뚱해서 견갑골의 운동범위가 제한된 사람에게는 팔을 좀 더 넓게 벌리고 손을 약간 바깥쪽으로 향하게 해서 어깨에 오는 부담을 줄이게 하는 포즈를 보여줄 수 있다.

그렇게 하여 수업에 온 모든 학생들이 자신의 유니크(Unique)한 몸 상태를 존중하면서 수련을 하면 수업이 끝난 후에 요가매트에서의 좋은 경험을 집으로 가져갈 수 있게 된다.

학생들의 말을 경청하라

요가에 관심이 있어서 찾아온 새로운 학생을 만나면 선생은 자신이 요가에 얼마나 열정이 있는지, 요가의 깊이는 어떠한지, 자신의 업적과 성장 정도를 보이며 학생을 감동시키기 위해 열심히 설명을 할 때가 있다. 그러나 잠깐! 호흡을 길게 쉬며 잠시 멈춰 보자. 당신의 학생은 선생의 얘기를 듣기보다는 선생이 자신의 얘기를 들어주기를 원한다는 것을 먼저 알아야 한다. 그러므로 선생은 '적극적 경청'을 함으로써 학생이 가진 신체적, 정신적 문제에 같이 동참하고 이해하려고 해야 한다. 이런 '적극적 경청'은 학생의 경험을 주의 깊게 듣고 반영하여 구체적인 질문을 하게 도와준다. 적극적 경청과 친절한 매너, 상대를 이해하는 태도, 확신에 찬 대화기술은 학생으로 하여금 선생을 신뢰하고 편안한 느낌을 갖게 한다. 서로 오픈 마인드로 대화를 나누고 상대를 알게 되었을 때 선생은 학생을 좀 더 잘 지도할 수 있고, 학생은 더욱 수련에 집중하며 자신의 문제를 해결하기 위해 스스로 노력하게 된다.

다른 선생의 수업을 참관해 보라

다른 선생의 수업을 참관할 때는 수업을 평가하겠다는 생각보다는 기대를 가지고 한다. 수업을 진행하는 선생과 학생에게 방해되지 않는 곳에 조용히 앉아서 참관하는 것이 좋다. 그러나 어떤 특별한 주제와 학생들을 대상으로 한 수업, 예를 들면 비만한 사람들을 위한 요가, 걱정이나 불안 해소를 위한 요가, 우울 치료를 위한 요가, 명상과 요가가 병행되는 수업 등은 학생들이 누군가가 자기를 지켜보고 있을 때 정서가 예민해질 수 있다. 그러므로 이런 수업의 경우 같이 수업에 참여하여 수업의 흐름을 보는 게 좋다. 수업 참관은 이미 가르치는 선생과 약속이 되어 있다 할지라도 수업 전에 학생들에게 물어서 학생들이 당신의 참관을 싫어한다면 참관하는 대신 같이 수업에 참여할 수밖에 없다. 마지막 사바사나를 할 때는 노트에 적거나 가만히 앉아 있지 않고 학생들과 같이 누워 자신의 신체적, 감정적 에너지를 바라보는 것이 좋다. 수업이 끝난 후에는 강사에게 수업에 대한 질문도 하고 수업전반에 관해 자유롭게 이야기를 나눈다.

02
학생들의 주의를 사로잡는 좋은 선생 되기

어떻게 학생들의 주의를 사로잡을 것인가?

수업 중 학생들의 주의와 집중을 계속적으로 끌어내는 것은 쉬운 일이 아니다. 학생들의 관심이나 주의를 끌기 위해서는 뭔가 새로운 것을 시도하거나, 평소에 하지 않았던 말이나 동작을 하거나, 포즈에 대한 적절한 예를 들어 공감을 끌어내는 방법 등이 있다.

예를 들면 코브라 포즈를 할 때 **"여러분, 뱀은 배를 통해 땅에서 오는 반향을 느껴 주변을 인식한다고 해요. 지금 하는 코브라 자세는 뱀의 형상에서 나온 자세인데 그럼 이 동작을 하면서 사지가 없는 뱀이 배로 기어가듯이 허리와 배에서 느껴지는 감각에 집중해 볼까요?"** 하고 설명을 한 후에 동작을 취한다면 학생들은 좀 더 의도를 가지고 숨을 들이쉴 때 골반을 바닥으로 밀면서 배가 늘어나고 허리가 강화되는 느낌과 숨을 내쉴 때 배가 수축하는 느낌에 집중하며 동작을 취할 수 있을 것이다. 요가 수련 중에 일어나는 몸의 변화에 계속 의식을 집중하는 일은 학생들의 의식을 현재, 바로 이 자리로 가져오는 좋은 방법이다.

현대 과학 문명의 시대에 사는 우리는 머리로만 살고 몸을 홀대

하는 경향이 있어서 몸이 아주 병에 들었을 때에야 '아차!' 하고 몸에 대한 소중함을 느낀다. 그러나 몸은 신성으로 가는 통로와 같아서 몸을 잘 관리하지 않고서는 내면이 건강할 수 없으며 결코 깨달음의 경지에 갈 수가 없다. 그러므로 선생은 학생들로 하여금 요가수련을 통해 자신의 몸을 느끼고 존중하고 사랑하며 유연성과 근력을 키워 일상생활에 복귀했을 때 활기찬 생활을 할 수 있도록 몸의 소중함을 가르쳐야 할 것이다.

다음은 수업 중 학생들의 주의를 사로잡는 여섯 가지 구체적인 사례이다.

첫째, 포즈를 취하는 동안 학생들의 몸에서 일어나는 경험을 묻는 질문을 하여 학생들을 적극적으로 수업에 참여하게 하며 몸에서 일어나는 변화에 의식을 집중하게 한다.

예를 들면, 골반 스트레치를 위한 비둘기 체위를 하고 있을 때 다음 세 가지 질문 중 학생들의 주의를 끄는 선생의 멘트는 어느 것일까?

① 골반에서 일어나는 감각을 느끼세요.

② 지금 몸의 어디에서 스트레치가 일어나고 있나요? 가능하다면 눈을 감고 몸에서 일어나는 감각에 집중하세요.

③ 우리는 지금 골반 바깥 근육을 스트레치하고 있어요. 혹시 어딘지 느낌이 오지 않는다면 손을 들어 주세요. 내가 도와줄게요.

①처럼 말을 한다면 마치 학생들의 경험을 선생이 조절하는 듯한 느낌이 들고, 만약 학생이 골반에서 어떤 느낌도 갖지 않았다면 뭔가 잘못되지 않았나 하는 불편한 마음을 가질 수도 있다. ②나 ③은 학생들에게 스스로 몸에서 일어나고 있는 변화에 의식을

집중하게 하고, 이 포즈가 몸의 어떤 부분을 자극하기 위함인지를 알게 하며 혹시 그 부위를 못 찾았을 때는 선생에게 도움을 청하는 기회를 갖게 하는 좋은 멘트 방법이다. 어쨌든 처음에는 학생 스스로가 자신의 몸에서 일어나는 경험을 하게 한 다음 선생이 도와주는 것이 좋다.

둘째, 시퀀스의 구조가 바뀌지 않는 범위 내에서 여러 동작을 바꿔서 해본다.

예를 들면, 전사 자세 1을 할 때 팔을 위로만 올리지 않고 호흡에 맞춰 큰 원을 그린다든가, 숨을 들이쉬면서 두 팔로 Y자 형을 만들며 올렸다가 숨을 내쉬면서 두 손을 크로스해서 반대쪽 어깨에 올리고 고개를 숙여 턱이 가슴에 닿게 하는 변형된 동작들로 매 시간 변화를 준다.

전사 자세 1의 다양한 체위

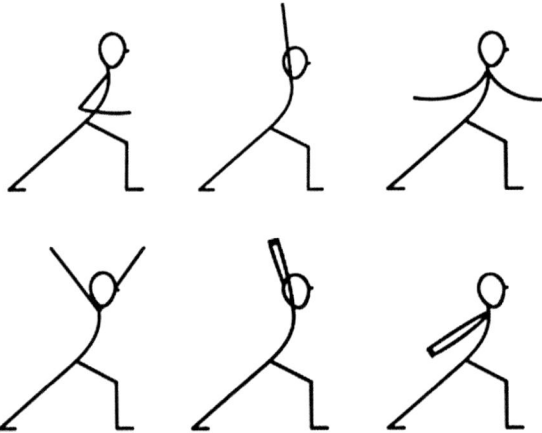

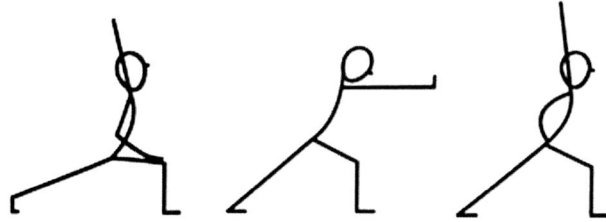

셋째, 양쪽을 비대칭으로 움직이는 동작을 하여 좌·우뇌를 훈련하는 동작을 해 본다.

예를 들어, 다리 포즈(Bridge Pose)를 할 때 일반적으로 두 손을 바닥에 놓고 엉덩이를 위로 높이 올리라고 하는데 이번에는 숨을 들이쉬며 엉덩이를 하늘을 향해 높이 올리면서 한 팔은 머리 위로 올려 바닥에 닿게 하고 다른 한 팔은 하늘로 올려서 서로 비대칭이 되게 하는 것이다. 양쪽을 번갈아 가며 이 동작을 반복함으로써 양쪽 두뇌를 사용하면서 동작에 집중하게 한다.

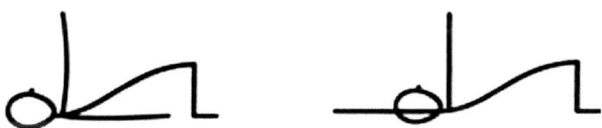

넷째, 밸런스 동작을 함으로써 학생들을 집중시키게 한다.

밸런스 동작은 쉽거나 어렵거나 관계없이 자신의 동작에 집중하게 한다.

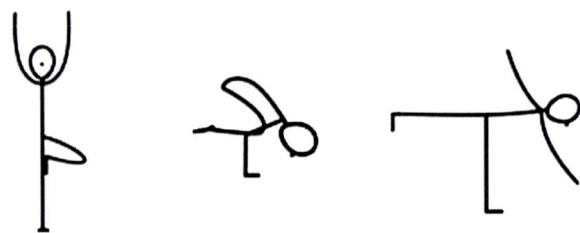

다섯째, 동작을 하면서 호흡에 집중하게 한다.

정지된 동작을 취하고 있을 때 선생이 "천천히 길게 여섯 번 들이쉬고 내쉬는 호흡을 하세요"라고 지시하면 학생들은 자신의 호흡에 집중하며 동작을 취한다.

여섯째, 여러 가지 요가 호흡법을 시도해 본다.

의식을 집중케 하는 프라티로마 우짜이(Pratiloma Ujjayi) 호흡1이나 교호 호흡법(나디 소다나Nadi Shodhana) 등의 호흡법을 시도해 본다. 호흡 운동(Pranayama)을 집중적으로 하기 위해서는 목과 어깨를 풀어주는 동작과 허리를 강화하는 동작을 해서 호흡을 하는 동안 팔과 어깨, 허리에 긴장이 쌓이지 않도록 한다.

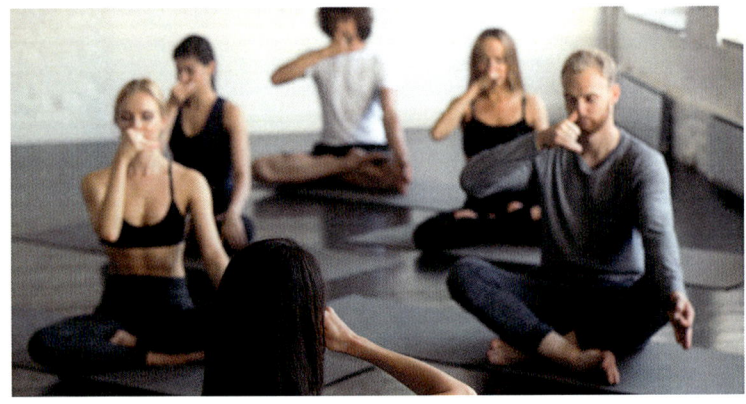

호흡운동을 하기 전에 해야 할 준비 동작

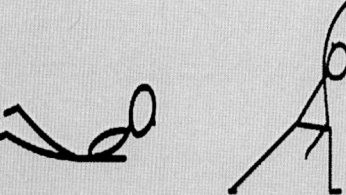 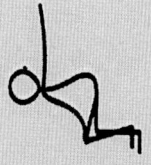

프라티로마 우짜이 Pratiloma Ujjayi 호흡법

요가세계에서 가장 잘 숨겨져서 드러나지 않은 비밀스런 호흡법이다. 이 호흡법은 호흡을 길게 늘이고 몸 안 시스템의 균형을 가져오며 의식의 집중에 효과적이다.

들이쉴 때: 우짜이 호흡, 내쉴 때: 왼쪽 콧구멍
들이쉴 때: 왼쪽 콧구멍, 내쉴 때: 우짜이 호흡

들이쉴 때: 우짜이 호흡, 내쉴 때: 오른쪽 콧구멍
들이쉴 때: 오른쪽 콧구멍, 내쉴 때: 우짜이 호흡

나디 소다나 Nadi Shodhana 호흡법

이 호흡법은 나디(에너지 통로)를 정화하고 몸의 왼쪽과 오른쪽의 균형을 활성화시키는 호흡법이다. 또한 이 호흡법은 우리의 흩어지고 산란한 마음을 빠르게 조용한 제자리로 돌려주는 호흡법이다.

└ 들이쉴 때: 오른손 엄지로 오른쪽 콧구멍을 막고 왼쪽 콧구멍을 통해 천천
히 일정하게 들이쉰다.

└ 내쉴 때: 오른손 엄지를 떼고 왼쪽 콧구멍을 약지로 막고 오른쪽 콧구멍으
로 내쉰다.

┌ 들이쉴 때: 왼쪽 콧구멍을 약지로 막은 채로 오른쪽 콧구멍으로 들이쉰다.
└ 내쉴 때: 오른손 엄지로 오른쪽 콧구멍을 막고 왼쪽 콧구멍을 통해 천천히
일정하게 내쉰다.

※ 우짜이 호흡이란?
① 승리호흡(Victorious Breathing)이라고도 한다.
② 성대 뒤쪽을 수축시킴으로써 바다에 갔을 때, 혹은 바람 부는 숲에서 듣
는 소리와 흡사하다고 비유된다.
③ 비록 성대 뒤쪽을 수축했다 하더라도 입을 다물고 코로 들이쉬고 내쉰다.

학생들이 좋아하는 요가 선생

당신이 가르치는 학생들이 당신의 가장 좋은 선생이라는 것을 늘 기억하라! 항상 그들이 말하는 것과 심지어 말하지 않는 것에도 귀 기울이도록 하라. 자신을 가장 힘들게 하는 학생이 가장 좋은 선생이 된다는 것을 잊지 말고, 가슴을 열고 그들을 존중하고 좋은 관계를 유지하는 것이 존경받는 요가 선생이 되는 길임을 잊지 말자.

좋은 요가 선생이 학생들에게 미치는 영향력은 실로 대단해서

학생들을 감동시키기도 하고 행복감을 주며 학생들을 편안하게도 만들고 활기를 되찾게도 한다. 때로는 학생들 자신이 느끼지 못한 정신적 장애를 극복하는 데 도움을 주기도 한다. **이런 좋은 선생들은 요가 선생이 가지고 있는 외적인 이미지에서 오는 게 아니라 정말로 훌륭한 요가 선생들이 가지고 있는 자질에서 나오는 것이다. 한 번 왔던 학생들이 계속 수업에 온다면 당신의 수업은 건강하게 성장하고 있으며 수업을 잘 하고 있다고 말할 수 있다.**

아래는 그런 요가 선생이 되기 위해서 노력할 것들이다.

첫째, 요가시간에 일찍 도착하여 학생들이 오자마자 요가 분위기를 느끼게 하고 편안하게 요가를 즐길 수 있도록 환경을 미리 조성한다. 요가를 일생에 처음 시작하는 학생이나 오래된 수련경험이 있는 학생까지도 판단 없이 환한 웃음으로 환영하고 반긴다. 학생들의 이름을 기억하며 정답게 불러준다.

둘째, 학생들이 언제나 두려움 없이 질문할 수 있도록 여유와 편안함이 있다. 또한 각 학생들의 몸 상태와 능력에 맞는 최적의 자세를 제공할 수 있는 지식과 경험이 있어야 한다.

셋째, 50명의 큰 그룹 학생들과 하는 수업일지라도 학생들은 마치 5명과 수업하는 것 같은 느낌을 갖게 한다. 이는 수업 내내 각각의 학생들이 선생과 연결되어 있다는 생각을 갖게끔 하는 선생의 수업관리 능력에서 나온다. 학생들과 끊임없이 소통하며 수업 중에 미소 짓고, 자신의 경험을 얘기하면서 선생이 얼마나 각각의 학생들에게 관심과 애정을 갖고 있는지를 보여준다.

넷째, 언제나 학생들의 어려움을 이해하고, 완벽한 동작을 만들어내는 데 초점을 두기보다는 동작에서 얻는 몸의 이점을 중시하는 수련을 더 강조한다.

다섯째, 요가로의 긴 여정을 떠난 각자의 결정과 인내를 격려하고 그 여정을 함께하며 옆에서 시간과 관심을 가지고 진정한 도움을 준다.

여섯째, 학생이 나태할 때 채찍질할 때와 학생들이 알아서 하게 놔둘 때를 알고 있고 학생들이 성장했을 때는 진심으로 같이 축하해 준다.

일곱째, 열정 있는 선생이지만 계속 배우는 학생이기도 하다. 진정으로 요가를 사랑하며 존중하는 것은 학생들을 사랑하는 에너지원이며 열정을 고취시키는 자원이다.

여덟째, 요가 수업에 들어오는 순간 자신의 에고(Ego)를 버리고 학생들의 수준과 필요를 만족시키기 위해 노력한다. 그런 에고리스(Egoless) 선생은 자신의 지식과 지혜를 학생들과 공유하는 것을 행복해하고, 자신이 실수했을 때 웃을 수 있으며, 그 웃음을 학생들에게도 가르친다. 언제나 주변에 고요함과 즐거움이 함께 공존하며 자신의 실수담조차도 학생들에게 솔직하게 털어놓을 수 있다.

아홉째, 큰 꿈을 이루었을 때만 기쁜 게 아니라 그 꿈을 이루어 나가는 아주 작은 발자국에서도 기쁨을 찾는다는 걸 학생들에게 가르친다.

열째, 친절한 성품과 부드럽고 아름다운 영혼을 가졌다. 수업 중 적절하게 던지는 유머는 학생들의 마음을 부드럽게 녹여 주며 수업의 분위기를 한층 즐겁고 편하게 만든다. 선생 자신이 편안한 모습으로 진정 요가를 즐기고 있는 것을 보여줄 때 학생들은 수업에 집중한다는 사실을 꼭 기억하기 바란다.

학생들이 싫어하는 요가 선생

요가를 가르치는 일이 얼마나 많은 시간과 노력, 책임감이 요구되며 쉽지 않은 일인지를 강사 과정에서는 결코 설명해 주지 않았을 것이다. 보호막에 싸여 있던 강사 과정을 마치고 현장에서 새내기 선생으로 일을 시작하면 이 세상이 결코 자신을 보호해 주지 않고 자신의 편에 서지 않는다는 것을 깨닫게 된다. **수업시간에 오는 학생 수는 나의 수입과 가치를 결정 짓는 중요한 요소라고 볼 수 있는데 수업시간이 다 됐는데도 학생이 한 명도 나타나지 않는다면 그건 요가 선생으로서는 끔찍한 경험이다. 또한 내 수업에 오는 학생 수가 다른 수업보다 적다면 결코 기분 좋은 일이 아니다. 이미 이런 경험을 한 적이 있다면 이것을 변해야 한다는 깨달음의 신호인 웨이크 업 콜(Wake-up Call)로 받아들이도록 하고 또 그런 경험을 하지 않기 위해서는 다음의 내용을 참고하여 수업 중 무의식적으로 하고 있는 자신의 말과 행동의 패턴을 살펴보기 바란다.**

첫째, 주시하거나 무시한다.

학생들은 수업 중 자신이 선생의 관심 밖에 있다고 느끼거나 너무 주목받는다는 느낌이 들 때 불편함을 느낀다. 선생이 수업 중 한 학생을 주시하고 자세히 처다보며 학생 주위를 맴돌면서 포즈를 관찰한다면 자신의 포즈에 신경이 쓰여서 편안하게 요가를 할 수 없을 것이다. 특히 처음 온 학생인 경우에는 이런 상황에서 아주 불편함을 느낀다.

둘째, 판단한다.

"학생은 비둘기 포즈를 할 때 골반과 허벅지의 유연성이 많이 떨어지네요", "골반이 많이 틀어졌군요" 등의 표현은 선생 입장에서는 가볍게 할 수 있는 말일지라도 학생은 이를 판단으로 받아들일 수 있으며, 한 발짝 물러난다. 또한 학생의 잘못된 자세를 보고 문제만 지적하고 해결점을 주지 않을 때 학생은 실망하게 된다. 예를 들어 동작 중 어깨를 잔뜩 올리고 있는 학생에게 "어깨를 내리세요." 하는 대신에 "어깨를 내리고 척추를 늘리세요"라고 해결점을 같이 주어야 한다는 것이다.

셋째, 동일시한다.

"맞아, 나랑 증세가 같아. 같은 문제를 가지고 있네" 하며 학생의 신체적 이슈를 자신이 경험했던 것과 결부시켜 동일시한다. 그러나 증세나 결과가 같다 하더라도 각자 다른 원인에서 생긴 이슈일 수 있으므로 쉽게 동일시하지 말고 다른 가능성에 대해 마음을 열고 수련을 통해 계속 해결해 가는 과정으로 여기는 것이 좋다.

넷째, 진단한다.

요가 선생은 설사 자신이 확실히 알고 있다 하더라도 "아, 그것은 첫 번째 차크라의 불균형 때문이에요", "그 문제는 이상근 증후군(Piriformis syndrome)이군요", "과민성 대장 증후군이에요", "불안증이 있으시네요" 등의 의사가 내리는 진단을 내려서는 안 된다. 일단 학생에게 상표를 붙이듯 진단을 내려 버리면 생각이 고정되어 다른 방법을 찾는 노력을 하지 않게 되기 때문에 학생 자신이 가지고 있는 문제점에 대해 군이 경고할 필요가 없다.

다섯째, 불안감을 조성한다.

학생을 관찰했을 때 골반이 틀어졌고, 오른쪽 무릎이 바깥으로 휘었으며 어깨의 높이가 같지 않더라도 학생이 이 문제를 해결하기 위해 자신의 신체적 문제를 거론하고 선생에게 도움을 요청하기 전까지는 언급하지 않는 게 좋다. 경각심을 주기 위한 것이라고 해도 미리 표현하여 학생의 걱정을 불러 일으키지 않는다.

여섯째, 자세를 교정하려 한다.

어떤 사람이 골반의 고통이 심하여 수술을 하였다. 의사가 인공 관절을 정확한 위치에 끼어 넣었는데 갑자기 안 아프던 허리, 무릎 등의 고통이 시작됐다. 그것은 그동안 익숙했던 골격구조가 새로운 패턴에 적응을 못하기 때문이다. 갑작스레 몸의 구조를 바꾸려 했을 때 익숙했던 몸의 구조들이 새로운 패턴에 적응하지 못하여 또 다른 골격구조 패턴의 문제를 낳는 경우가 많이 있다. 그러므로 몸의 불균형이 보여지면 근육이 당기고 긴장이 있는 곳을 서서히 풀어 주고 운동범위를 넓게 하면서 몸의 반응을 주의 깊게 관찰해 가는 것이 좋다. 양쪽의 불균형을 급히 맞추려 하기보다는 시간을 두며 불균형인 각 부분이 어떻게 무리 없이 조화를 이루며 움직이고 어느 쪽이 더 도움이 필요한지를 알아가는 노력을 한다.

학생과의 1:1 상담 시 질문과 요가 처방

판차마야 꼬샤 모델을 중심으로

따이띠리야 우파니샤드(Taittiriya Upanishad)에 의하면 인간은 다섯 가지의 층으로 구성되어 있다고 한다. 이를 판차마야 꼬샤라고 하는데 판차는 숫자 '5'를, 꼬샤는 '껍데기 층'을 의미한다. 안으로 들어갈수록 아주 섬세하고 미세하며 정교한 에너지 층으로 구성되어 있는데 이 다섯 개 층의 몸이 모두 조화를 이루며 좋은 상태를 유지했을 때 우리는 몸과 마음이 균형 잡힌 건강한 삶을 살 수가 있는 것이다.

신체를 구성하는 가장 바깥 층인 아난다마야 꼬샤는 신체와 몸을 구성하는 층이므로 눈으로 확인할 수 있지만 다른 네 개의 층은 볼 수 없는 층이다. 하지만 우리가 주의를 기울인다면 쉽게 그들의 존재를 느낄 수 있는데 그 네 개 층의 에너지가 결국 우리 삶의 웰빙, 즉 건강하고 행복하며 평화로운 삶을 살게 하는 근원이기 때문이다.

예를 들어 첫 번째 바깥 층인 신체가 아무리 발달되고 건강하더라도 두 번째 층인 호흡이 불안정하고 끊어진다면 더 이상의 삶이 존재할 수 없을 것이고, 세 번째 층인 마음과 감정이 묶여 있고 닫혀 있다면 삶에서 일어나는 상황에 적절히 반응할 수 없을뿐더러

늘 바쁜 마음에 몸은 지쳐 나자빠질 수밖에 없으며, 네 번째 층인 지혜나 통찰력이 부족하여 자신의 삶에 주체가 되지 못한 채 의지력이 없어 다른 사람들의 의견에 휩쓸려 다니다가 삶의 희생자가 되어 한탄하며 지낸다면 불쌍한 삶이 될 수밖에 없는 것이고, 마지막 다섯 번째 층이 닫혀 있어 종교를 갖고 있더라도 우주와 또는 자신이 믿는 신과 연결되지 못하여 진정한 기쁨, 충만된 행복감과 축복됨을 느끼지 못한다면 어찌 우리의 삶이 완전하다고 말할 수 있겠는가?

요가에서는 병이 무지(Avidya)와 분리(Separation)에서 온다고 본다. 본질에 대한 무지는 탐욕, 이기심, 갈망, 혐오 등을 낳게 되어 다양한 질병을 유발하고, 모든 것은 하나(Oneness)라는 관점에서 분리됨으로써 신체적, 정신적 고통이 생겨난다고 보는 것이다. 그러므로 학생과의 상담 시 요가 처방은 현시적인 신체적 관점에서 아사나 수련만을 강조할 것이 아니라 홀리스틱 접근(Holistic Approach)으로 시도되어야 하는 게 마땅하다. 수업 전, 후에 자신의 건강에 대해 학생이 상담을 원할 때 선생은 판차마야 꼬샤(Panchamaya Kosha)에 의거하여 질문하고 그에 대한 요가 처방을 다음과 같이 해 줄 수 있다. 이때 선생은 학생의 문제를 해결해 주는 상대가 아니라, 선생과 학생이 서로 신뢰하고 돕는 관계 속에서 진솔한 대화를 통해 문제를 알아내고 해결과정을 함께 하는 협력자로서의 역할임을 알린다.

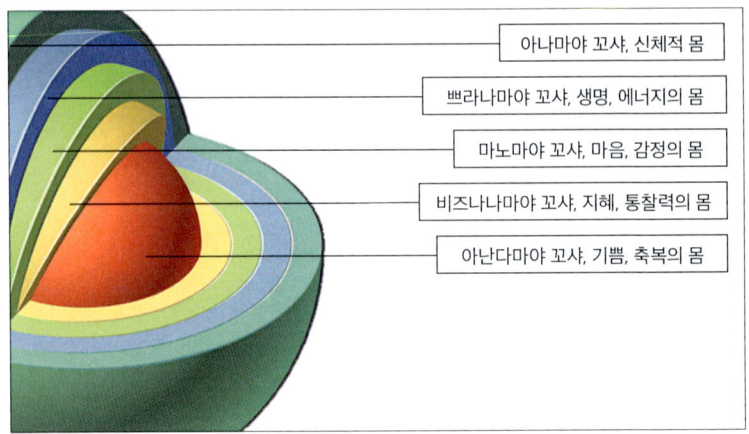

판차마야 꼬샤 모델

아나마야 꼬샤 질문과 요가 처방(신체적 몸)

질문

① 활동을 하는 데 몸에서 느껴지는 고통이나 불편함이 어느 정도인가, 또 얼마 동안 지속되었는가?

② 앉거나 눕거나 서거나 허리나 무릎을 구부렸을 때 어떤 자세에서 통증을 느끼는가?

요가 처방

① 학생의 신체적 성취 목표가 무엇인지 묻고 그에 맞는 아사나를 권해준다.

② 학생의 앞뒤좌우 균형이 맞는지, 움직임의 패턴이 어떠한지 체크한 후 약한 근육을 강화시키고 관절의 운동량을 넓게 증가시

키며 아픈 부위 주변을 가볍게 스트레칭하여 대칭적인 몸의 구조를 회복한다.

③ 아사나 수련을 통해 몸의 관절과 근육의 긴장을 풀고 척추의 유연함과 힘을 기른다. 또한 정기적인 그룹 클래스 수련과 홈프랙티스 핸드아웃(Handout)을 주고 꾸준히 할 것을 권한다.

④ 학생의 몸 구조와 상태에 따라 적절히 변형된 포즈를 제시하되 전통적인 요가포즈에서 크게 벗어나지 않는다.

쁘라나마야 꼬샤 질문과 요가 처방(생명, 에너지의 몸)

질문

① 호흡이 빠른지, 얕은지, 호흡을 잠깐 멈추지는 않는지 등의 습관적인 호흡패턴을 자각하고 있는가?

② 몸의 에너지 레벨은 스트레스와 잠, 두 가지에 의해 영향 받는다. 그러므로 현재 하루 중 느껴지는 피곤함과 스트레스, 에너지 레벨이 어떠한지, 잠은 잘 자는지 묻는다.

요가 처방

① 요가 책에 의하면 태양은 쁘라나(Prana)의 궁극적 에너지 자원이라고 설명하고 있다. 수련이 최고의 경지에 오른 사람들은 오랫동안 음식을 먹지 않고 태양에서 쏟아지는 쁘라나를 흡수하며 살았다는 기록도 있다. 자연과 함께하며 쁘라나의 근원인 신선한 음식을 섭취함으로써 활기찬 에너지를 유지하도록 조언한다.

② 아유르베다, 다이어트를 체크한 후에 해당하는 조언을 해준다.

③ 깊고 느리며 의식적인 호흡이 신체적 고통을 줄이는 데 도움을 주는 이유는 두 가지가 있다. 첫째, 깊은 호흡은 몸에 공간을 만들어 준다. 우리 몸의 긴장이 있는 곳에 좀 더 아픔과 불편함이 존재한다. 그러므로 호흡을 통해 몸과 마음에 공간을 만들어 확장시킴으로써 몸과 마음을 편안하고 안정되게 하여 긴장을 없애는 것이 고통을 줄이는 데 도움을 주는 것이다. 둘째, 호흡은 몸과 마음이 스스로 고통과 아픔을 자연 치유할 수 있는 능력을 준다. 우리 몸에는 에너지(Prana) 통로인 나디(Nadi)가 있는데, 느리고 긴 호흡운동(Pranayama)은 이 나디를 정화하고 막힌 부분을 뚫어 에너지 흐름을 원활하게 해준다. 이 에너지는 몸의 아픔과 통증이 있는 곳으로 흘러가 몸의 자연치유를 돕게 된다. 우리 몸은 원래가 건강하고 자연치유가 가능하도록 설계되어 있으므로 호흡을 통해 긴장 없는 편안함과 공간을 만들어 줌으로써 몸이 스스로 치유할 수 있는 능력을 갖게 하는 것이다.

(1) 스트레스 레벨 체크와 요가 처방

질문

① 스트레스의 가장 큰 원인이 어디에서 오는가?

(직장, 인간관계, 자신의 성취욕구 등)

② 스트레스로 인해 몸의 어느 부분에서 불편함을 느끼는가?

(목과 어깨, 허리, 두통, 소화불량, 불안감 등)

③ 허리가 아프다면 단순한 신체적 허리통증인지 혹은 좀 더 깊

이 내면으로 들어가 마음의 불편함, 스트레스에서 기인한 것은 아닌지를 묻는다.

요가 처방

① 몸을 다이내믹하게 움직이는 동작을 통해 에너지를 업(up)시킨다.

② 에너지를 조절하는 세 가지 호흡법 중에서 랑하나(Langhana) 호흡법을 시도해 본다.

③ 스트레스로 인해 경직된 신체부분을 움직임 동작을 통해 풀어주고, 즐겁고 재미난 일을 찾아 몸과 마음의 균형을 맞추고 심신을 안정화시킨다.

④ 현재 자신의 몸에서 느껴지는 고통보다는 자신에게 의미 있는 일들에 집중하고 세상에 영향력을 미친 사람들의 긍정적인 이야기에 관심을 갖게끔 한다.

⑤ 몸의 통증에 과민하게 반응하는 마음을 잠재우는 인지재구성(Cognitive Reframing)을 권한다.

다음은 인지 재구성을 하는 방법 중의 한 예다. **요가 수트라(Sutra) 2장 33절에 부정적인 생각이 마음을 흔들면 긍정적인 쪽으로 마음을 돌려라(Vitarka-badhane pratipaksha-bhavanam)라고 적혀 있다. 우리가 처해진 상황에서 어떻게 반응할 것인지는 우리의 선택이고 그 결과는 우리의 인간관계, 일, 그리고 인생전체에 영향을 미친다. 그러므로 자신의 고정관념, 즉 생각의 무기력을 깨는 것은 엄청나게 다른 결과를 가져온다는 것을 설명한다.**

만약 만성통증으로 힘들어 한다면 '**나는 통증이 아니다**(I'm not

Pain)'라는 개념을 갖는 것이 중요하다. 자신을 아픈 사람이라고 정의 내리면 아픈 사람처럼 생각하고 행동을 하게 된다. 그러므로 자신을 통증이나 진단받은 상황으로 동일시하지 않고 단지 이 통증을 경험하는 사람이라고 관념을 바꾸면 통증은 영원한 것이 아니라 잠시 있다 사라지는 것이 되고 이 통증을 다루고 조절할 수 있는 힘을 갖게 된다.

에너지를 조절하는 세 가지 요가 호흡법

1. 브라마나 호흡법(Brahmana): 에너지를 생성하므로 에너자이징(Ener-gizing) 효과를 가진다. 들이쉬는 호흡을 내쉬는 호흡보다 약간 길게 한다. 들이쉬는 호흡 끝에 몇 초 호흡을 멈춘 후에 내쉰다. 교감 신경을 활성화한다.

2. 랑하나 호흡법(Langhana): 랑하나(Langhanna)는 제거하다(purging)라는 의미를 가진다. 이 호흡법은 릴랙싱(Relaxing)하고 넘치는 에너지를 제거하여 차분하게 하는 효과를 가진다. 내쉬는 호흡을 들이쉬는 호흡보다 약간 길게 한다. 내쉬는 호흡 후에 몇 초 호흡을 멈춘 후 들이쉰다. 부교감 신경을 활성화하여 뇌의 긴장상태를 이완시킨다.

3. 사마나 호흡법(Samana): 밸런스(Balance)를 느끼는 효과를 가진다. 들이쉬는 호흡과 내쉬는 호흡의 길이를 같게 한다.

(2) 수면의 질 체크와 요가 처방

질문

① 잠을 못 이룰 정도의 고통이 있는가?

② 아침과 저녁 중 언제 더 고통이 있는가?

③ 수면의 양이 충분하다고 생각하는가?

요가 처방

① 베개나 침대 매트리스 등 수면환경을 바꿔본다. 잠 들기 전에 TV나 독서, 핸드폰 채팅 등을 하지 않는다. 어둡고 조용하며 잠들기 적당한 온도를 맞춘 후에 일정 시간에 일어나는 습관을 가지도록 조언한다.

② 아사나 수련을 할 때 처음엔 큰 근육그룹을 다루는 빠른 움직임으로 시작하였다가 천천히 속도를 늦추면서 호흡을 깊게 하기 시작한다. 점점 내쉬는 숨을 길게 한다. 동작이 깊은 포워드밴드에서 오랫동안 머무르면서 몸을 점점 바닥으로 낮춘다.

③ 관절염으로 잠을 설치는 55세~85세 여성 13명을 대상으로 8주 동안 실험한 결과 비니요가 수련을 저녁에 하는 것이 아침에 하는 것보다 수면의 질을 높이는 데 효과적이었다는 결과가 있다.**

(3) 에너지 레벨 체크와 요가 처방

질문

① 자신의 주된 에너지 형태는 무엇인가?

** Victoria Weinblatt, '비니요가와 관절염으로 인한 불면증에 관한 연구', 2016. 5.

(들떠 있음, 불안, 동요, 둔함, 시간을 질질 끄는 느릿함 등)

② 자신의 평상시 감정이 긍정적이고 즐거울 때가 많은가, 부정적이고 불쾌할 때가 많은가?

요가 처방

① 자신의 에너지가 낮고 처져있을 때는 에너지를 높이기 위해서 브라마나 호흡법을, 에너지가 높아서 들뜨고 격앙되어 있을 때는 에너지를 내리기 위해서 랑하나 호흡법을 시도해 본다. 그러나 에너지를 높이는 경우에도 우선 랑하나 호흡법을 먼저 시도하여 몸의 탁기를 없애고 시스템을 정화한 후에 브라마나 호흡법을 시도하는 게 좋다.

② 의식을 가지고 주의 깊게 관찰하지 않고서는 어떤 것도 변화시키기 어렵다는 것을 설명하고 몇 차례 자신의 호흡 사이클에 의식을 집중하고 관찰하게 한다.

③ 호흡이 깊어지고 릴랙스해지면 몸의 신경계가 스스로 안전하고 편안하다고 느껴서 몸과 마음에 신호를 보낸다. 이는 즉시 기분과 무드를 상승시키는 효과를 낸다. 깊은 호흡으로부터 얻어지는 몸과 마음의 이로운 점을 설명하고 체험하게 한다.

④ 흉식호흡에서 복식호흡으로 전환하기를 권하고, 코로 숨을 들이쉴 때 배가 나오고 내쉴 때 배가 들어가는 요가호흡과 몸의 에너지를 조절하는 세 가지 호흡법, 그리고 쁘라나(Prana)가 흐르는 통로인 나디(Nadi)를 정화하는 교호호흡법(Alternate Nostril Breathing)을 적용해 본다.

마노마야 꼬샤 질문과 요가 처방(마음, 감정의 몸)

질문

① 현재 몸 상태와 원인에 대해 어느 정도 이해하고 있는가? 심리 상태가 어떠한지 알고 있는가?

② 우울하지는 않은가, 가족이나 주변에 감사하는가?

③ 늘 마음이 바쁘고 쫓기는 것 같으며 한 가지 생각에 사로잡혀 있지 않은가?

요가 처방

① 처음엔 매우 생소하고 이상하게 느껴질 수 있지만 어떤 사람에게는 소리나 노래 등이 마음의 안정에 매우 효과적인 경우가 있다. 그러므로 간단한 챈트(Chant), 만트라(Mantra)를 밖으로 소리 내서 수련 시 움직임과 함께 하도록 하고 크리스탈 보울 사운드(Crystal Bowl Sound), 모래 소리, 물소리 등을 내는 기구들을 아사나 훈련 시 시도해 본다.

② 현대 사회에서는 좋은 강의를 듣는 일이 마음과 감정을 다스리는 데 도움을 많이 주고 있다. 그러므로 지속적인 배움이 마음과 감정을 조절하고 안정화하는 데 매우 도움된다는 것을 조언한다.

③ 지금의 상황에서 벗어나기 위해 외면하고 도망치기보다는 오히려 자신에게 주어진 긍정적인 것들에 집중하며 해결점을 찾기 위해 한발짝 나아가기를 권한다. 이런 긍정적이고 발전적인 노력은 현재 상황을 훨씬 쉽게 재조명할 수 있고 좀 더 효과적인 결과를 얻게 됨을 설명한다.

비즈나나마야 꼬샤 질문과 요가 처방(지혜, 통찰력의 몸)

질문

① 어떤 일이나 상황에 오랫동안 집중하고 몰입할 수 있는가?

② 옳고 그름에 대한 분명한 구분이 있는가? 자신의 경험과 양심 중 어느 것에 따라 움직이는가?

③ 현재 몸에서 느껴지는 불편함과 고통의 원인을 알기 위해서 내면 깊숙이 들어가 자신을 통찰하는 명상이나 마음 수련을 해 봤는가?

④ 삶의 목표가 무엇인가? 그 목표를 재조명해보고 이루기 위해 어떻게 노력했는가?

요가 처방

① 명상은 생활에 변화를 가져오고 사물의 이치를 분명하게 이해할 수 있는 힘을 기른다. 또한 명상을 통해 마음의 안정뿐만 아니라 신체적 건강도 많이 회복되는 효과를 얻을 수 있다.

② 매일 집에서 10~15분 정도의 아사나 수련 후에 10분 정도의 명상을 하는 걸로 시작해서 점차 시간을 늘려 나간다. 처음에는 여러 가지 방법의 명상을 시도해 본 후에 자신에게 맞는 방법을 찾아 꾸준히 연습하도록 한다.

③ 명상은 간단하지만 지속하기가 어렵다. 그러므로 꾸준히 하기를 권하며 책, 세미나, 인터넷 등을 통해 아이디어를 얻고 활용하는 것도 좋은 방법이다. 명상 센터에서 집중 훈련을 시도해 보는 것도 권한다.

아난다마야 꼬샤 질문과 요가 처방(기쁨, 축복의 몸)

질문

① 몸과 마음에서 느껴지는 불편함과 고통이 일상생활과 인간관계, 종교생활에 어떤 영향을 미치고 있는가?

② 대가를 바라지 않고 누군가를 위해 봉사하고 있는가? 마음을 정화하고 자신의 집착과 에고를 녹이기 위해 어떤 노력을 기울이는가?

③ 자신의 오래된 습관과 생활패턴을 바꾸고 좀 더 차원 높은 의식 세계와 접촉하기 위해 할 수 있는 일들이 무엇인가?

요가 처방

① 자신의 마음을 구속하고 있는 것이 무엇인지를 알아내고 구속으로부터 벗어나 자유로워질 수 있는 방법을 찾도록 도와준다.

② 우리 삶의 목표는 우리 안에 있는 신성(Divinity)을 자각하고 내 안에 있는 신(우주, 하느님, God)을 만나는 것이다. 우리 마음을 정화하고 내가 진정 누구인가를 알아채는 순수하고 높은 의식이 있을 때 비로소 우리는 신(우주, 하느님)과 만날 수 있고 자유와 행복을 누릴 수 있게 된다.

우리가 알든 모르든 간에 모든 사람들이 삶에서 원하는 두 가지가 있는데 첫째는 아픔과, 고통, 욕구로부터 자유로워지는 것이고 둘째는 영원한 행복과 기쁨을 누리는 것이다. 이것을 이루기 위해서 매일 규칙적인 명상(기도)을 하고, 온 마음과 정성, 에너지를 다해 신(우주, 하느님)과 깊은 관계를 가지며, 신(우주, 하느님)을 사랑하고 종교나 인종, 계급에 상관없이 이웃을 사랑함으로써 마침내 자신의 내면에 감춰져 있는 신성을 만나고 끝없는 기쁨과 평화를 얻는다는 것을 설명한다.

③ 종교적인 의식이나 하루를 시작하고 마감하는 개인적, 형식적 의례가 있다면 요가 수련을 순간순간 자각하는 의식과 함께 통합해 본다.

PART 04

WORK SMARTER
NOT HARDER

"더 열심히 하려 하지 말고 좀 더 지혜롭게 수련하라"는 말의 뜻은 무 엇보다 먼저 자신의 시작점을 알고 요가수련을 통해서 얻고자 하는 것 이 무엇인지를 분명하게 인지해야 한다는 것이다. 또한 수련 중에 불가 피하게 드러나는 기존의 습관적인 포즈의 패턴을 찾아내서 올바른 방 법으로 수련을 한다면 자신이 얻고자 하는 목표를 효과적으로 성취하 고 요가 부상 없이 평생 동안 지치지 않고 안전하게 요가수련을 할 수 있을 것이다. 기억하라! 아사나의 목적은 신체동작을 통해 몸과 마음 을 연결시키는 것이지 공격적으로 혹은 조심성 없이 몸의 한계를 넘어 서는 자세를 취하는 것이 아니란 것을.

01

요가 선생 만성피로 증후군

요가 선생의 에너지 고갈 증상(Burnout)

요가 인 아메리카 스터디(Yoga in America Study)의 연구 결과에 의하면 요가를 활발하게 하고 있는 미국 요가 인구는 2016년 기준 3천 6백 7십만 명이다. 2012년의 요가 인구 약 2천 40만 명과 비교하면 요가를 즐기는 미국인은 4년 만에 약 80% 증가했다고 볼 수 있다. 그 중에 75%는 요가를 수련한 지 채 5년이 안 됐다고 한다. 1960~1970년대에만 해도 오늘날 이렇게 많은 사람들이 요가를 할 거라고는 전혀 상상할 수 없는 일이었다.

한국도 마찬가지다. 2016년 9월 MBC 보도 자료에 의하면 국내 요가 인구가 200만 명을 넘었고 강사 수도 4만 명이 넘었다고 한다. 요가 인구가 많다는 것은 요가 선생의 수요가 많다는 증거라서 요가 강사로서는 반가운 소식이지만 급증하는 요가 인구에도 불구하고 요가만을 전업으로 일하기에는 시원찮은 벌이로 인해 수업시간을 늘림으로써 신체적으로, 정신적으로 지치고 어느 정도 기반이 잡히기까지 많은 시간이 필요한 게 현실이다. 아무리 요가에 대한 열정이 대단하고 가르치는 게 좋다 하더라도 가끔은 권태

기가 오고 열정이 식기 마련이어서 처음의 기대와는 달리 많은 요가 선생들이 신체적·정서적 에너지 고갈을 경험하게 된다.

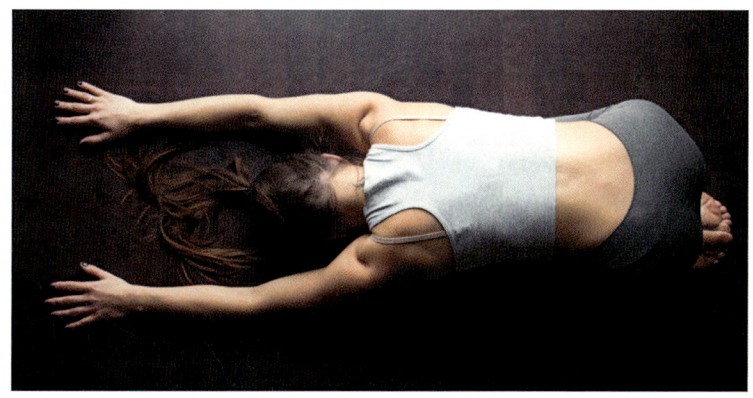

얼마 전에 요가 강사자격증을 따서 가르치는 일이 신나는 새내기 선생이거나, 오래 전부터 요가를 가르치고 있는 베테랑 선생이거나, 언젠가 찾아올 수 있는 에너지 고갈을 방지하기 위해서는 자신을 보호하는 전략을 세워 둘 필요가 있다.

'**에너지 고갈**'이라 함은 만성적 스트레스에 지속적으로 노출됐을 때 느끼는 신체적·정신적 에너지가 바닥나는 상태를 일컫는데, 이는 어느 날 갑자기 찾아오는 것이 아니라 한 방울의 물이 소리 없이 똑똑 떨어지다 물이 넘치듯이 몸에서 느꼈을 때는 이미 상당히 진전이 된 경우가 많다. 사실 우리 몸과 마음은 지속적으로 경고 사인을 보내고 있었는데, 그 소리를 무시함으로써 결국 즐거움을 잃고 무력감에 빠지게 되는 것이다. 이때 선생 스스로 몸과 마음을 추스르고 동기부여를 할 방법을 찾지 않으면 매너리즘에 빠져 스스로의 만족이 없는 시계추와 같은 선생이 될 수 있으니 이때는 스스로에게 동기부여를 할 수 있는 방법을 찾도록 노력해야 한다.

그럼, '**에너지 고갈**'의 증세에는 어떤 것이 있을까?

첫 번째로 나타나는 현상은 몸 전체에 긴장을 느끼고 마음이 불안하고 호흡이 얕고 빨라지는 것이다.

둘째는 잠을 충분히 잤는데도 피곤하고 에너지가 바닥인 느낌이다.

셋째, 머리 속이 복잡하고 부정적인 생각으로 가득 차 있다. 누군가에 대한 원망이 나타나고 자신이 희생자 같은 느낌이 들며 동료강사, 학생들과의 관계, 그리고 요가원장, 센터장과의 관계에서 사소한 일에 서운해지고 커뮤니케이션의 어려움이 나타난다.

넷째, 자신의 경험과 인식력이 함께 존재하지 못함으로써 강한 자의식을 갖지 못하여 의식이 바깥을 향해 있게 된다. 이로 인해 다른 사람들의 감정을 살피며 바이러스에 감염되어 감기에 걸리듯 다른 사람들의 감정에 쉽게 전염된다.

다섯째, 요가를 규칙적으로 수련하고 있지만 마음은 몸과 분리된 느낌이고 안정되지 않으며 저녁에 뭘 먹을까 하는 단순한 필요조차도 쉽게 결정하지 못한다. 일하러 가기가 싫고 요가를 가르치는 것이 힘겹게 느껴진다.

에너지 고갈에서 벗어나는 9가지 방법

요가를 가르친 지 5년 째 되었을 때 나에게도 에너지 고갈이 느껴지는 번아웃(Burnout)이 찾아왔다. 아침에 일어나면 몸이 천근만근 무겁고 쑤시고 식욕이 없으며, 요가를 가르치러 가고 싶지가 않고 수업을 해도 신명 나지가 않았다. 에너지도 없고 아무런 느낌 없이 수업을 하는 자신을 보게 되었으며, 작은 일에도 서운했고 예민하게 반응하였다. 학생들에 대한 관심이 없었고 요가센터와의 커뮤니케이션에 어려움이 느껴졌다. 무기력한 이런 증세가 계속되어 병원을 찾았으나 병원에서는 갱년기 증세라며 아무런 해결책을 주지 않았다. 이런 식으로 계속 수업을 한다는 것은 나에게도 학생들에게도 피해를 주겠다는 판단이 들어 적당한 핑계를 대고선 다섯 군데의 요가원에 6주 동안 휴가를 내겠다고 통보하였다.

그러나 이것은 실로 위험을 감수해야 할 큰 모험이었다. 6주 동안 일을 못한다면 그동안 수입이 끊기는 것이고, 좋은 조건의 직장을 잃을 수도 있는 일이었다 요가원에서도 잘나가는 수업을 6주 동안 못하게 됐으니 나를 자를 것인지 다른 강사를 쓰면서 기다려 줄 것인지를 결정해야 했던 것이다.

내가 통보한 날짜가 가까이 오자 다섯 군데의 요가원으로부터 일제히 같은 답이 왔다. 나 없는 동안 수업할 강사를 구해 놓고 가면 기다리겠다는 것이었다. 나를 믿어주고 기다려 주겠다는 요가원들의 이메일을 읽으며 그동안 열심히 가르쳐 온 날들이 결코 헛되지 않았구나 싶고 나의 가치를 인정받는 것 같아 요가원장과 학생들에게 고마웠고 마음이 흐뭇하였다. 나는 여기저기 급히 수소문을 하여 내 수업을 대신 해 줄 강사들을 구하여 수업에 배치한 후에 6주 간의 황금휴가를 갖게 되었다.

5년 만에 가져 본 달콤하고 편안한 6주의 시간을 갖게 되자 몸에서 일어났던 모든 증세와 부정성들이 서서히 사라지기 시작하였다. 도서관에 가서 책을 읽고, 글을 쓰고, 다른 요가원에 학생으로 등록하여 날마다 요가수련을 하고, 명상프로그램에 참여하여 숲 속 고요한 곳에서 10일 동안 매일 새벽 4시 30분부터 저녁 9시 30분까지 명상수련을 하고 돌아왔다. 이렇게 꿈만 같던 6주가 지나자 나는 다시 힘과 생기를 되찾았고, 다시 요가원의 내 자리로 돌아가 나를 기다리고 있던 학생들을 가르치기 시작하였다.

　이 경험은 나에게 두 가지 큰 교훈을 주었다. 첫째는, 늘 감사함을 먼저 표현하고 느끼고 살아야 한다는 것이다. 지나고 보니 나는 내 수업에 오는 누군가에게 도움을 줄 수 있다는 사실에 언제나 감사하고 행복했고 선생으로 가르친다기보다는 안내자로서 그들을 건강한 길로 안내하려고 했었던 것 같다. 내가 그들로부터 배운 지식, 지혜, 겸손, 인내 덕분에 내가 성장함을 기뻐하였고, 나의 향기와 빛을 발산하며 그저 최선을 다했기에 내가 도움의 손길을 내밀었을 때 요가원과 학생들이 기다려 줄 수 있었던 것이라고 생각한다. 둘째는 이런 증세를 아직 경험하지 않았다면 다행이지만, 지금 혹시라도 이런 '에너지 고갈'을 느낀다면 신체적·정신적 건강의 적신호로 받아들이고 스트레스를 줄일 수 있는 방법을 찾아 과감히 노력해야 한다는 것이다. 이런 '에너지 고갈'은 감기 같지 않아서 생활패턴을 바꾸지 않는다면 몇 주가 지나도 저절로는 사라지지 않는다. 지금까지 해 오던 생활패턴을 바꾸는 게 어려워 보일 수도 있으나 단 몇 가지만 바꿔도 지치지 않고 롱런(Long Run)하는 요가 선생이 될 수 있을 테니 다음에 제시하는 9가지 방법을 참고하기 바란다.

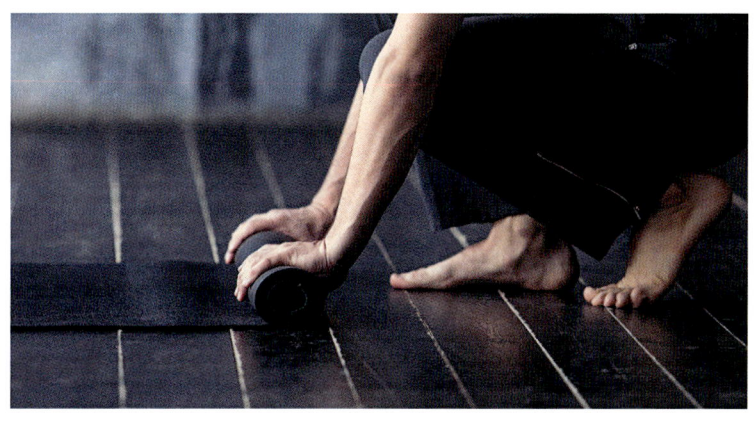

첫째, 자신의 개인 수련을 우선시한다.

요가 강사자격증을 따고 나서 너무 신난 나머지 두세 달 앞까지 대강(Substitute Class)할 스케줄이 짜여 있고, 자신의 수련은 뒤로한 채 끊임없이 가르칠 것에 대해서만 생각한다면 곧 머지않아 에너지 고갈을 경험하게 될 것이다. 그럴 때는 마치 자신이 가르치는 수업에 가듯이 자신의 개인 수련 시간표를 스케줄에 집어 넣고 수련할 것을 권한다. 집에서 하는 개인수련도 좋지만 다른 선생이 하는 수업에 참여하는 것은 자기계발과 발전에 많은 도움을 주고, 이런 규칙적인 자기 수련은 좀 더 자신을 행복하고 열의 있는 선생이 되게 한다. 배터리가 충전 없이 계속 방전만 된다면 그 배터리는 더 이상 쓸모가 없으며 기름을 주유하지 않은 채 계속 달릴 수는 없지 않은가? 매일 개인 수련과 함께 시간을 내서 호흡, 명상수련을 게을리 하지 않아야 한다.

요기 바잔(Yogi Bhajan)은 **"당신은 학생이면서 선생이다(You are the student and you are the teacher)"**라고 말하면서 언제나 학생처럼

꾸준히 수련할 것을 강조하였으며, 크리슈나마차르야(Krishnamacha-rya)는 "네가 수련한 것을 가르치고 네가 가르친 것을 수련하라(Teach what you practice, Practice what you teach)"라면서 역시 지속적인 수련의 중요성을 강조하였다.

둘째, 만약 새내기 요가 선생이라면 단순한 시퀀스를 짜되 같은 시퀀스를 수업에 두 번 이용하는 것을 두려워하지 말라.

대부분의 요가 선생들은 매 수업을 새롭고 다른 시퀀스로 가르쳐야 한다고 생각한다. 그렇지만 의외로 학생들은 반복하는 것을 싫어하지 않는다는 사실을 아는가? 왜 비크람 요가(핫 요가), 아쉬탕가 요가가 인기 있는지 이유를 알면 답이 나온다. 많은 사람들이 수련할 때 규칙적인 시퀀스를 좋아하기 때문이다. 그러므로 두 번 정도 반복하는 것을 두려워하지 마라. 만약 반복하는 것에 약간의 죄의식이 느껴진다면 기존의 시퀀스에 한두 가지 신선한 포즈를 첨가하는 것도 좋은 방법이다.

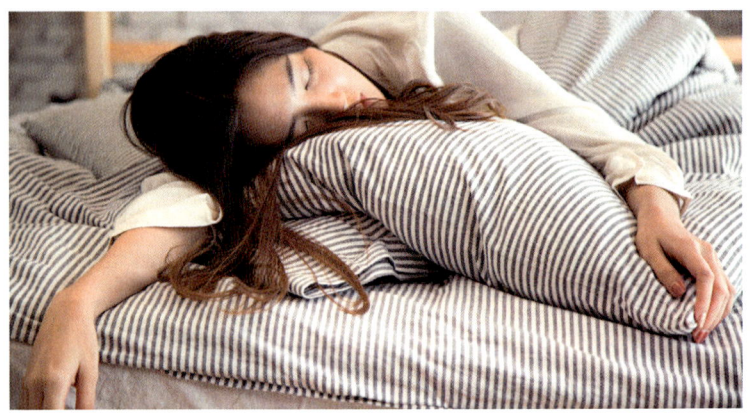

셋째, 규칙적인 수면을 취한다.

요가 선생이 얼마나 에너지를 많이 소비하는 힘든 일인지 아무도 얘기해 주지 않았을 것이다. 1시간 요가 수업을 한다는 것은 마치 3시간 동안 책상에 앉아 일하는 것과 맞먹는 에너지양일 수 있다. 그러므로 요가를 가르치기 시작했다면 잠은 매우 중요한 에너지 자원이자 충전시간이다. 규칙적으로 자고 규칙적으로 일어난다면 적어도 에너지 고갈은 막을 수 있을 것이다.

넷째, 정기적으로 자신의 스케줄을 체크하고, 자신의 에너지를 뺏어가는 수업은 과감히 그만둔다. 여러 수업을 하다 보면 힘이 나고 재미있고 기다려지는 수업이 있는가 하면, 힘이 빠지고 지치는 수업이 있다. 또 어떤 요가원이나 헬스센터는 마치 집에 온 것처럼 편안한 곳이 있는가 하면, 어떤 곳은 자신이 마치 이방인처럼 느껴지는 곳도 있다. 그럴 때 자신이 느끼는 감정을 잘 살피고 열정이 일어나지 않거나 자신에게 맞지 않다고 생각되는 수업은 미련 없이 그만둘 용기가 필요하며 그에 따른 계획을 세운 후 다른 곳을 알아보는 것이 좋다.

다섯째, 자신이 일주일에 할 수 있는 수업량을 결정하고 그 숫자를 고수한다. 열정으로 가득 찬 새내기 선생에게는 잘 이해가 되지 않겠지만 자신이 일주일 동안 몇 시간을 즐겁게 일할 수 있는지 아는 것은 중요한 일이다. 그것을 알기까지는 시간이 걸리는데, 일단 그 시간이 나오면 이 '매직 넘버(Magic Number)'를 지키도록 한다. 만약 다른 곳에서 새로운 일을 시작하여 수업이 두 시간 늘었다면 기존의 수업에서 두 시간을 포기할 수도 있어야 한다. 이것을 지키는 일은 오랫동안 요가 선생을 즐겁게 할 수 있는 길이며 에너지 고갈을 막는 길이다.

여섯째, 다른 요가 선생들과 연락을 유지한다. 어떤 사람들은 당신에게 에너지를 주고 또 어떤 사람들은 당신의 에너지를 고갈시킨다. 후자와 같은 사람들을 '독성이 있는 사람들(Toxic People)'이라 일컫는다. 그러므로 같은 길을 가면서 당신을 구속하지 않고 좀 더 자유롭게 영적인 교감을 주고 받을 수 있는 요가 강사 네트워크를 잘 만들어 놓는다. 힘들고 지칠 때는 요가 강사자격증 반에 같이 다녔던 친구나 같은 요가원에서 일하는 동료 강사들을 만나 떠들고 웃다 보면 자신이 심각하게 생각했던 문제들이 작아 보이고 기분이 전환되어 긍정적인 마인드를 갖게 되는 것을 느낄 것이다. 수업에 대한 아이디어를 교환하고 읽은 책도 소개하며 정보를 나눔으로써 서로가 윈윈(Win-Win)하는 관계를 유지하는 네트워크는 어려울 때 당신이 혼자가 아니라는 것을 알려주는 중요한 열쇠가 된다.

일곱째, 시간을 내서 당신의 스승이나 멘토를 찾아간다. 프로 운동 선수들은 모두 코치가 있다. 그들이 운동을 못해서 코치를 두는 것일까? 절대 그렇지 않다. 자신이 놓치고 보지 못한 부분을 경험 있는 다른 눈으로 봐주는 코치를 둠으로써 한 단계 높이 올라갈 수 있기 때문이다. 정기적인 스승과 멘토의 만남은 당신의 티칭 기술을 향상시키고 요가 선생의 길을 같이 가는 동반자로서 길을 잃었을 때 당신을 옳은 길로 안내한다. 그들은 당신의 말을 귀기울여 들어주고, 해결책을 제시하며 중요한 결정을 내리는 데 도움을 줄 것이다. 마치 우주선이 지구 주위를 돌면서 정보를 얻듯이 당신도 스승 주위를 맴돌면서 끊임없이 새로운 정보를 얻고 지식을 배워야 한다. 유명한 베스트셀러 작가이자 내분비 내과 의사인 아툴 가완디(Atul Gwandi)가 『The New Yorker』에 쓴 기사에 이런 말이 있다. "멘토와 나눈 단 20분간의 대화 결과가 내가 지난 5년 동안 노력했던 것보다 더 효과적이었다."

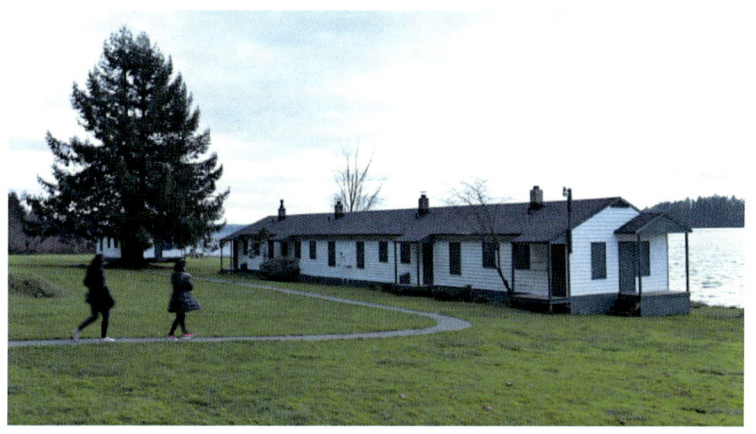

여덟째, 영감을 받을 수 있는 일을 찾는다.

수업이 끝났는가? 요가원을 벗어나 책을 읽는다든가, 자연을 찾아 걷는다든가, 음악을 듣는다든가 하는 활동을 통해 당신 영혼을 살찌우는 활동을 한다. 잠시 시간을 내어 이런 영감을 주고받는 일에 시간을 쓰다 보면, 어느 날 갑자기 자신이 벽에 갇힌 느낌이 들었을 때나 에너지가 바닥일 때 혹은 신선한 아이디어가 필요할 때 탈출구를 찾아 준다.

아홉째, 자기계발에 힘쓴다. 요가를 공부하다 보면 깊이의 끝이 보이지 않을 때가 있다. 책이나 비디오, 오디오, 아유르베다 워크숍, 명상, 요가 리트릿(Retreat), 인터넷 등 엄청난 정보가 쏟아지고, 요가 세미나, 컨퍼런스 등이 여기저기서 일년 내내 열린다. 지식과 경험을 한 단계 업그레이드하고 싶을 때 이런 프로그램에 등록하여 공부하고, 같이 온 선생들과 얘기를 나누다 보면 머리를 무겁게 하던 문제가 해결되고 머리가 맑아지는 것을 느낄 것이다. 공부한 것을 생활과 수업에 적용하다 보면 새로운 아이디어가 생겨나고 같은 것을 보더라도 전과는 다른 각도에서 바라볼 수 있는 창의력이 생긴다. 늘 새롭고 발전하며 인기 있는 선생이 되고 싶은가? 스스로에게 동기부여를 할 수 있는 지속적인 공부와 워크숍에 참여하라!

02
요가 부상, 천골 통증의 위험

요가 부상으로부터 학생과 내 몸 보호하기

아사나가 수련자들의 몸을 좀 더 건강하게 하기 위한 것임에도 불구하고 몸의 특정 부분의 근육과 관절을 너무 자주, 지나치게 많이 사용하여 삐거나 염증, 혹은 통증을 느껴 많은 선생들과 학생들이 요가를 떠나는 경우가 있다. 요가 수련자가 이런 원하지 않는 몸의 불편이나 통증을 느낀다면 수련이 잘 되고 있는 것일까? 이렇게 되는 원인 중 대부분은 수련자들이 아름답고 이상적인 포즈를 완성하기 위해 같은 근육을 지속적으로 사용하고, 수련을 하는 동안 몸에서 느껴지는 불편함이나 통증을 간과하여 만성질환으로 발전하기 때문이다.

자신의 몸의 한계를 넘어서는 아사나 동작을 계속 함으로써 목, 요추, 골반, 손목, 무릎 등의 관절통증을 호소하는 수련자들을 주변에서 심심치 않게 본다. 또한 선생의 지나친 욕심으로 학생을 누르고 당기는 동작을 한다든가, 인버전(Inversion, 거꾸로 동작)을 할 때 넘어져서 목뼈나 인대가 부러지고 근육이 뒤틀리는 부상을 입기도 하고, 자신의 약한 요추를 고려하지 않고 깊은 포워드 밴드 동작을 반복함으로써 허리를 다치는 경우도 있다.

그러므로 연꽃 자세, 전사포즈나 의자자세 등을 할 때는 무릎관절에 무리가 없는 범위에서 수련을 하도록 하고, 뒤 허벅지나 요추를 지나치게 잡아당기는 스트레치를 하게 되면 관절에 염증을 초래할 수도 있다는 걸 인지하여야 한다. 이런 **요가 부상은 때로 천천히, 심지어는 몇 년이 지난 뒤에 발병을 하는 경우도 있기 때문에 선생 자신은 물론 학생들은 어떻게 하면 몸을 다치지 않고 안전하게 수련할 것인지를 생각해야 한다.** 그렇다고 해서 요가 부상이 걱정되어 요가를 하지 않겠다는 것은 결코 올바른 답이 아니다. 여기에서의 답은 올바른 지식을 가지고 요가를 하는 것이다.

만약 어떤 학생이 깊은 동작에 들어가지 못하고 있다면 그것은 아마도 그 학생이 아직 몸이 준비가 안 되어 있거나, 과거에 그 부분을 다친 경험이 있거나 혹은 단순히 그 동작을 좋아하지 않는 것 때문일 수 있다. 예를 들어 두 다리를 앞으로 길게 뻗고 구부리는 포워드 밴드(Paschimottanasana)를 할 때 어떤 학생이 머뭇거리고 있다고 하자. 그 학생은 몇 년 전에 허리를 수술한 경험이 있어 조심스럽고 수동적인 태도로 앞으로 구부리고 있는데, 이런 학생의 사정을 모른 채 선생이 학생 뒤에 조용히 다가가 허락 없이 위에서 누른다면? '아악!' 그야말로 이것은 정말 위험한 일이 될 수밖에 없다. **명심하라! 만약 선생의 누르고 당기고, 돌리고, 기대고, 올려주는 도움에 길들여진다면 학생들은 몸을 다칠 각오를 해야 하며 학생 스스로 동작을 할 수 있는 능력을 잃게 된다는 것을.**

지금까지 요가를 하면서 몸에 어떤 변화가 있었는지, 어떤 통증을 느꼈는지, 어떤 작은 변화가 통증 없는 수련을 하게 했는지를 살펴보기 바란다. 그리고 아사나를 할 때는 본 운동에 들어가기 전에 충분히 몸의 관절과 근육을 웜 업해 줘야 하고, 마무리 동작에서는 운동 중에 쌓인 관절과 근육의 피로를 풀어 일상생활로 복귀할 수 있도록 해야 한다는 것을 잊지 말아야 한다. 선생들은 매 시간 수업 전에 "요가는 경쟁이 아니며 자신의 몸의 한계를 존중하면서 호흡과 마음에 집중하세요"라고 지시해 줘야 한다. 나 역시 수련 중에 학생들에게 언제나 강조하는 말이 있다.

> 네 몸이 하는 말에 귀 기울여라. 지나치게 몸을 푸시하지 말아라. 네 몸의 느낌을 따라라!
> Listen to your body talk. Don't push your body too hard. Do whatever you feel good!

그럼 내 몸은 나에게 어떻게 말을 하는지 들어보자.

첫째, 몸의 관절이나 근육의 한계를 벗어날 때 몸은 자신의 불편함을 고통, 눌림, 찌르는 느낌, 저림, 떨림 등으로 컴플레인(Complaint)한다.

둘째, 내가 움직이려고 하는 근육과 관절이 피로해지면 에너지나 근력이 느껴지지 않아 몸의 통제력이 떨어져서 내 의지와 상관없이 몸이 느려지고 말을 듣지 않는다.

셋째, 우리가 동작을 취하려고 할 때 고통이 "아악, 안 돼, 멈춰!" 하며 경고사인을 보낸다.

선생이 과도하고 지나친 스트레치로부터 관절을 보호하기 위한 자세를 설명하는 수업 중에도 가끔씩 '시선을 압도하는 유연한

(Hypermobility)' 학생이 요가 잡지에서 막 튀어나온 듯한 아주 멋있는 자세를 보일 때가 있다. 유연함을 뽐내는 학생들은 댄서나 체조전공자, 곡예자를 직업으로 삼고 있거나 선천적으로 유연한 관절을 가지고 있는 사람들인 경우가 많다. 학생이 몸의 한계와 정확한 자세를 충분히 인지하고 관절과 근육을 보호하면서 포즈를 취한다면 물론 문제가 없겠지만, 유연한 몸만 믿고 반복적인 자세를 계속한다면 쉽게 관절염, 인대부상, 근육통증, 만성두통, 척추측만증, 척추디스크, 과신장 증후군(Hyperextension Syndrome) 등의 요가 부상으로 이어질 수가 있다는 점을 염두에 두고 수련을 해야 한다. 또한 한 번 이런 일을 경험하게 되면 재발 가능성이 많아지므로 멋진 포즈 만들기에 집중한 나머지 몸이 고통 받는 일이 없도록 해야 할 것이다.

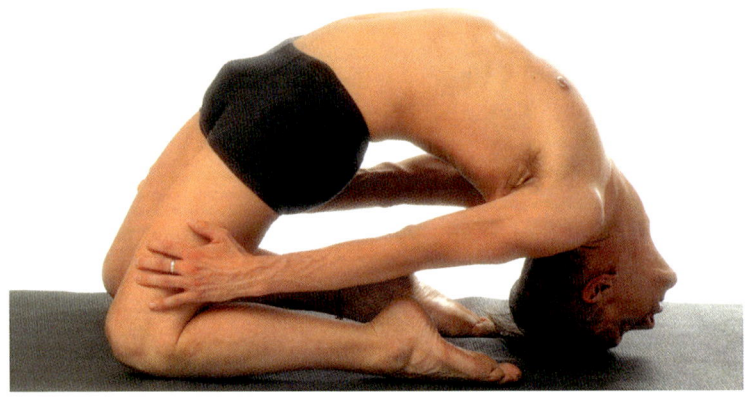

수업 중 유연한 몸만 믿고 같은 동작을 반복하는 것은 본인 자신뿐만 아니라 다른 학생들에게도 좋지 않은 영향을 미치기도 한다. 예를 들어 한 학생이 낙타 포즈를 하면서 머리가 발 뒤꿈치에

닿는 동작을 할 때 주변의 학생들은 선생의 가르침에도 불구하고 '나도 저런 멋진 포즈를 해보고 싶은데 한 번 해볼까?' 하는 생각 혹은 '나도 어렸을 때는 저렇게 잘 했는데…'라는 부러움, 의문, 아쉬움을 마음속에 가지게 된다. 이로 인해 자신의 한계를 넘어서는 지나친 자세에 도전하게 되는 부작용이 생길 수 있다. 그러므로 선생은 학생이 유연하든 그렇지 못하든 모두에게 정확한 자세와 자신의 몸을 보호할 수 있는 방법을 알려 주어야 한다.

아사나 수련 중에 우리 몸을 어떻게 보호 할 것인지에 대해『더 요가 닥터(The Yoga Doctor)』의 저자인 패티 셸턴(Patti Shelton)은 다음과 같이 설명하고 있다.

- 스트레치 중에 근육이 떨리면 즉시 스트레치를 멈추거나 단계를 늦춘다. 그러나 근육이 수축할 때 떨리면 근육이 피로하다는 뜻이므로 천천히 지속적으로 운동하면 좋아진다.

- 스트레치 중에 근육이 조이는 느낌이 들면 더 깊이 들어가지 않는다. 만약 스트레치 자세를 유지하고 싶다면 깊은 호흡을 하여 근육의 저항을 줄인다.

- 뼈를 강화시키기 위해서 체중을 견디는 포즈, 즉 전사 자세, 의자 자세, 플랭크 포즈 등을 꾸준히 해준다.

- 관절을 움직일 때 삐걱거리는 소리가 난다면 연골손상이 원인일 수 있으며 소리가 난 후에 관절이 아프다면 관절 사용 포즈를 최소화하는 게 좋다. 그러나 관절을 전혀 움직이지 않는 것은 건강한 방법이 아니므로 움직임이 제한된 범위에서 운동을 꾸준히 하도록 한다.

- 스트레치할 때는 전체 근육을 늘린다는 기분으로 하고 만약 관절 주변이 스트레치 되고 있다고 느끼면 근육과 뼈를 연결하는 힘줄을 보호하기 위해 포즈를 늦추거나 빠져 나온다.

- 근육과 결합조직(Connective Tissue)이 다치지 않게 하려면 고통을 느낄 정도의 스트레치는 하지 않는다.

- 힘줄과 인대를 지나치게 스트레치하지 않는다. 힘줄과 인대는 혈관이 없어 혈액순환이 안 되기 때문에 한 번 다치면 다시 100% 원래대로 돌아오지는 않는다. 그러므로 근육을 싸고 있고 약간의 탄성이 있는 근육 막(Fascia)을 늘린다는 기분으로 스트레치하는 것이 좋다.

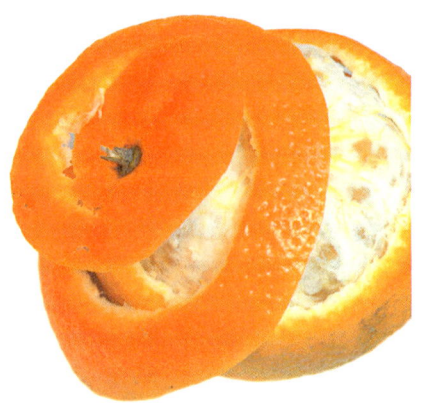

노란색의 오렌지 껍질이 피부라면 하얀색의 섬유질이 근육 막이다

- 관절이 단단히 조이고 눌리는 느낌이 온다면 관절연골(Articular Cartilage)의 보호를 위해 포즈에서 빠져 나온다.

- 만약 포즈 중에 근육이 저리는 느낌이 온다면 신경세포(Nerve

Cells) 보호를 위해 자세를 바꾼다.

- 포워드 밴드, 백 밴드, 사이드 밴드를 할 때 척추 사이의 디스크 보호를 위해 자신의 한계를 넘어서는 푸시(push)를 하지 않는다.

- 척추 인대(Ligaments of Spine)를 보호하기 위해 몸의 한계를 벗어난 지나친 요추 트위스트와 포워드 밴드(예를 들면 쟁기 포즈)를 하지 않고 자신의 몸의 한계를 존중한다.

- 비조절 고혈압증세를 가지고 있다면 머리를 심장 아래로 숙이는 동작은 하지 않는다.

- 백 밴드를 할 때는 척추 앞부분의 과도한 늘림과 요추의 눌림을 방지하기 위해 허리엉치(Lumbosacral) 부분을 이용하고 꼬리뼈를 집어넣는다.

- 골반이 비대칭되는 포즈를 할 때는 천장관절(SI Joint)이 다치지 않도록 조심한다. 그러므로 **비대칭 포즈를 세 번 이상 연이어서 계속하지 않는다.**

- 두 손이나 한 손으로 몸 전체를 지탱하는 포즈를 할 때는 손이나 팔이 흔들리지 않도록 하고 플랭크 포즈나 사이드 플랭크 포즈를 할 때 어깨의 위치가 손목 위로 오게 한다. 차투랑가(Chaturan-ga)를 할 때는 팔꿈치를 몸 쪽으로 붙여서 팔꿈치와 어깨를 보호하고 차투랑가를 했을 때 새끼 손가락이 저리고 팔이 아프다면 이 신호를 경고 사인으로 받아들여 조심한다. 계속하면 테니스 엘보(Tennis Elbow)를 일으킬 수 있다. **요가수업 한 시간에 할 수 있는 차투랑가 횟수를 정하여 지나침이 없도록 하고 척골 신경(Ulnar nerve)을 보호한다.**

- 두 다리를 앞 뒤로 쭉 뻗어 앉는 원숭이 포즈나 전사자세1을 할 때는 뒤 골반의 지나친 스트레치를 막고 인대와 연골을 보호하기 위해 꼬리뼈를 집어넣고 골반을 앞으로 기울인다.

- 무릎을 구부리는 자세에서는 무릎 연골 보호를 위해 무릎이 안으로 혹은 바깥으로 기울이지 않고 정면을 향하도록 한다.

- 수련 중 무릎에 통증이 느껴지면 경고 사인으로 받아들이고 자세에서 빠져 나오거나 변형된 자세를 취한다.

- 무릎을 바닥에 깔고 앉는 영웅자세를 할 때 발목에 통증이 느껴지면 발목 밑에 수건을 둥글게 말아 놓고 포즈를 취한다.

- 근육에 쥐가 나거나 어지럼증이 발생하는 걸 방지하기 위해 수련 중에 물을 조금씩 마신다.

요가 수행자들은 몸을 사원으로 여긴다. 우리 영혼에 신성이 존재한다고 믿고 이 신성과 연결되는 게 요가수행의 목적이라고 생각한다. 우리 몸이 하느님이 주신 선물이라면 그 몸을 이용해서 깨달음을 얻고자 하는 것이다. 그러므로 그 몸에 감사하고 잘 돌보고 활용해야 할 것이다.

요가에서 천골(Sacrum)이 왜 강조되나요?

요가 수련자 중 의외로 많은 사람들이 허리, 엉덩이 주변, 골반 뒤쪽 혹은 허벅지가 늘 저리며 아련하게 혹은 찌릿하게 아프다고 통증을 호소한다. 서 있거나 걸을 때 고통이 느껴지며 앉았다 서는 등 자세를 바꿀 때나 누울 때 더 고통스럽다고 한다. 천장관절(SI Joint)에 염증이 생긴 경우에는 골반에서 심한 통증을 느끼게 된다. 허리보다 골반 통증이 심하며 꼬리뼈 인근이나 엉치 부분에 통증이 느껴진다면 천장관절 증후군(SI Joint Syndrome)을 의심해 볼 수 있다.

비니요가 수련을 할 때는 특히 천골(Sacrum)을 안정화시키는 과정을 중요시하므로 수업 중 선생으로부터 "이 포즈는 천골 부분에 아픔이 있는 사람에게는 적합하지 않아요", "이 자세는 여러분의 천골 주변근육을 강화하는 좋은 자세예요", "혹시 지금 하는 자세에서 천골 근육에 통증이 느껴지는 사람이 있나요?" 등의 말을 자주 듣는다.

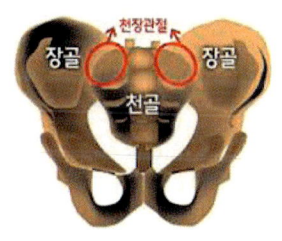

그럼, 천골 아니 좀 더 자세히 말하면 천장관절(Sacroiliac Joint)이 무엇일까? 그 구조에 대해 좀 더 알아보자. 천골은 요추 아래 5개의 척추로 이루어져 있고 자신의 손 정도의 크기이며 다른 관절들과 마찬가지로 제 위치에 잘 자리 잡혀 있어야 한다. 골반은 장골, 좌골, 치골이라는 세 가지 뼈로 결합되어 있는데 천장관절(SI joint)은 장골과 천골 사이에 위치하고 있다. 다른 관절

과는 달리 인대로 구성되어 있어서 2~3㎜ 정도의 옆 회전슬라이딩과 회전의 작은 움직임이 가능하다. 그러나 이 정도의 움직임으로도 골반 주변 근육의 불안정을 초래할 수 있으므로 천골의 유동성이나 유연성이 지나치게 뛰어난 사람들은 어찌 보면 잠재적인 문제를 안고 있다고 볼 수 있다. 천장관절은 양쪽 골반을 연결하며 마치 손의 깍지를 낀 것처럼 강하게 연결되어 있어서 경추, 흉추, 요추의 움직임에 의한 힘을 분산시켜 인체의 안정성에 크게 기여한다. 또 걷거나 물건을 들어올릴 때 오는 충격을 완화시켜주는 역할을 한다. 천골은 사람의 상체를 잘 받쳐 주면서 골반장기들을 보호하고 있지만 한 번 상하면 회복하는 데 시간이 오래 걸린다. 천골이 아프면 골반전체가 아프게 되고 심지어는 허리와 다리까지 저리면서 아프다. 그리고 아랫배가 켕기는 것처럼 아프면서 허리를 펴지 못하기도 한다.

천골 타박 후유증으로 난치성 질병인 좌골신경통이 발병하기도 한다. 우리 몸에서 제일 긴 신경인 좌골신경은 머리에서부터 시작하여 척추를 따라 내려오다가 천골공에서 좌골을 따라 발가락 끝까지 내려간다. 좌골신경통이 있으면 허리 아픔과 다리 아픔이 함께 발병하여 걷기 장애까지 발생한다.

그럼, 누가 천장관절(SI joint) 부상에 쉽게 노출되는가?

첫째, 출산을 경험한 여성들이나 현재 임신한 여성들이다. 임신 중에 출산을 촉진시키기 위해 분비되는 릴렉신 호르몬(Relaxin Hormone)은 주변 인대를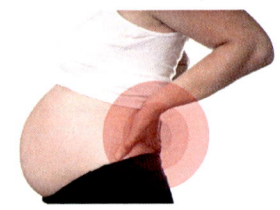

느슨하게 만드는데, 이로 인해 천장관절(SI joint) 인대의 유동성이
좋아지게 되고 천골이 앞뒤로 움직여 불안정해질 가능성이 높다.

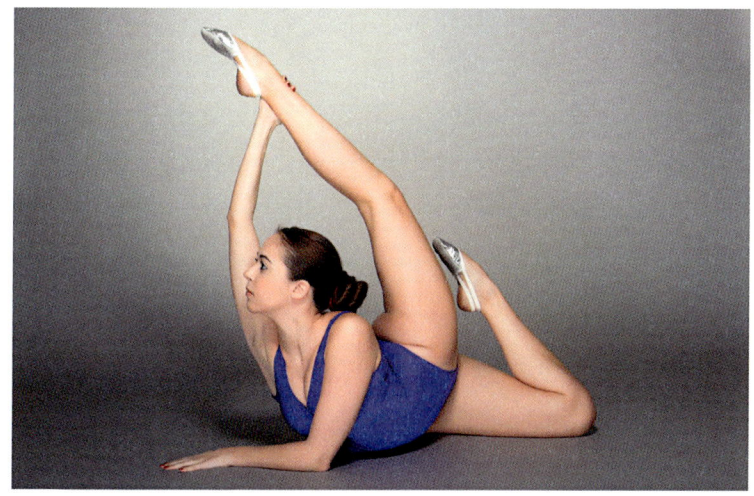

　둘째, 태어날 때부터 이미 느슨한 인대를 가지고 태어난 사람들
이다. 이들은 이러한 유동성과 유연성으로 인해 머리 뒤로 자신의
발을 쭉 뻗어 넘긴다든가 하는 유연함을 자랑하며 멋지고 어려운
요가 포즈들을 보여 주지만 천골 주변의 인대를 지나치게 잡아당
김으로써 한쪽의 인대가 늘어나 어느 날 천골의 위치가 삐거덕 하
고 비틀어질 수 있다. 천장관절 통증은 골반의 비대칭 움직임으로
발생하며 한 번 위치가 비틀어지면 제자리로 돌아오기 위해 인대
를 잡아당김으로써 요추 밑부분과 엉덩이에서 날카로운 통증을 느
끼게 한다. 대체로 한쪽에서 통증을 느끼나 양쪽이 다 불편할 수
도 있다. 잘 알다시피 인대에는 혈관이 없어 혈액 순환이 잘 안되
기 때문에 일단 인대가 파열되면 치료되는 데 시간이 오래 걸릴 뿐

만 아니라 한 번 부상을 입으면 그 부분에 또 다시 부상을 입기 쉽다. 그런데도 계속되는 비대칭 어드밴스드(Advanced) 요가 동작들, 예를 들면 한 발을 뒤로 들어 올리고 팔을 어깨 뒤로 넘겨 발가락을 잡는 킹피죤 포즈나 한쪽 다리를 머리 뒤로 들어 올려 반대 손으로 발을 잡는 컴퍼스 자세(Compass Pose)들을 반복한다면 천장관절은 점점 예민하게 되어 언젠가는 부상으로 이어지게 된다. 일단 천장관절에 부상을 입어서 날카로운 통증을 느낀다면 이 부분을 스트레치하거나 강화하는 모든 수련을 일단중지하자. 그리고 시간이 지난 후에 통증이 잦아들면 천골을 안정화시키고 강화하는 요가동작들을 찾아 수련하도록 한다.

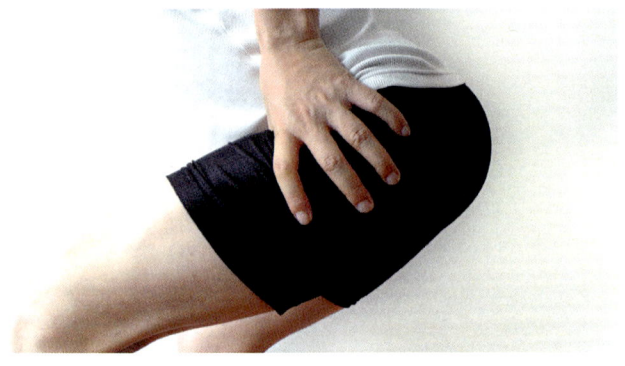

천장관절 증후군(SI Joint Syndrome)을 유발하는 요가 자세들과 해결책

그렇다면 요가 수련 자들이 천골 부상의 리스크를 최소화할 수 방법은 무엇일까?

무엇보다 먼저 비대칭 포즈를 할 때는 주의를 기울이며 한다.

예를 들어 반전굴 자세(Janu Sirsasana)를 보자.

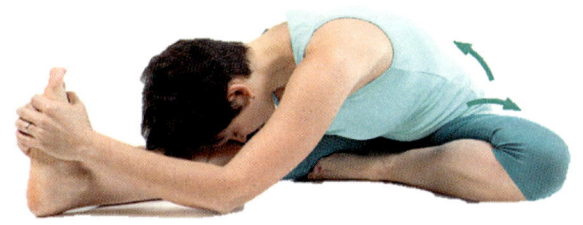

출처: sequencewiz.com

이 자세에서는 척추가 이동하면서 천골이 척추를 따라 오른쪽 앞으로 당겨지고, 왼쪽 고관절이 바깥쪽으로 돌기 때문에 왼쪽 엉덩이뼈 능선(Iliac Crest)은 왼쪽 바깥쪽 뒤로 당겨진다. 위와 같이 비대칭 자세를 할 때 주의할 점은 이렇다. 우선, 자세를 하면서 천장관절에 저항이 느껴지면 깊은 자세로 들어가기 위해 안간힘을 쓰며 팔로 다리를 잡아 당겨 몸을 앞으로 깊이 숙이지 말아야 한다. 꼭 기억해야 할 사항은 이런 자세를 하기 전에 몸이 충분히 웜 업 되어 있어 있지 않으면 왼쪽 천장관절이 예민하게 되어 요가 부상으로 이어진다는 것이다. 요가 선생들이 요가 부상을 입는 많은 경우는 몸이 충분히 웜 업되지 않은 상태에서 깊은 자세의 데모를 보여주기 때문이다. 그러므로 **연속되는 포즈를 취하면서 몸의 한 쪽 부분만을 스트레치하지 말아야 한다.** 비니요가에서는 앉은 자세를 천골의 안정화에 가장 부담을 주는 자세로 여긴다. 따라서 앉은 자세는 몸을 충분히 푼 후에 할 수 있도록 시퀀스의 마지막 부분에서 수련한다. **다시 강조하건대, 천골(Sacrum)에 스트레스가 쌓이지 않기 위해서는 3개 이상의 계속되는 비대칭 동작을 하지 않아야 한다.**

다음은 필자가 최근에 어느 수업에 갔다가 경험한 수업 시퀀스다. 아래 포즈들을 보면 알 수 있듯이, 스탠딩 자세에서 왼쪽 다리를 고정한 채 다리 자세를 바꾸거나 포워드 밴드 없이 한 자세에서 4~6번 호흡을 한 채로 멈추었다가 쉬지 않고 다음 자세로 넘어가곤 했다.

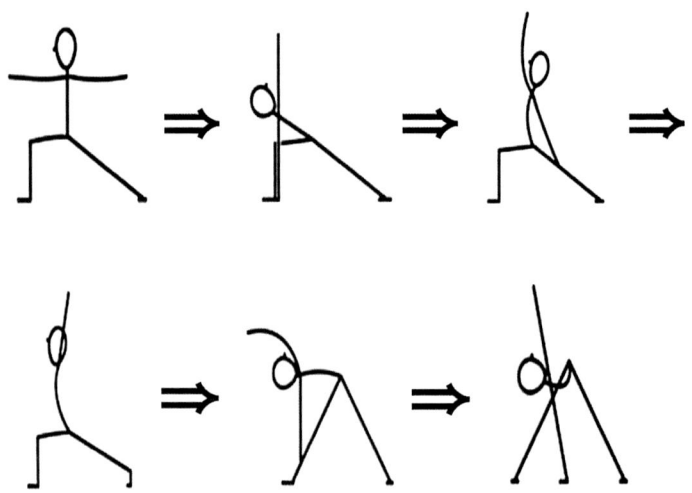

이 시퀀스에서의 문제는 무엇이라고 생각하는가?

이 시퀀스에서는 계속 왼쪽 다리를 고정한 채, **전사자세 2(Warrior 2)→연장 사이드 밴드(Extended Side Bend)→역 사이드 밴드(Reverse Side Bend)→초승달 런지(Crescent Lunge)→삼각자세(Standing Triangle)→회전 삼각자세(Standing Twisted Triangle)**로 진행하고 있다. 천골은 척추가 움직이는 대로 따라 움직이는데 왼쪽 천장관절이 계속해서 옆으로, 앞으로, 뒤로 잡아당겨졌다가 비틀어 짜졌다가 회전을 하고 있는 것이다.

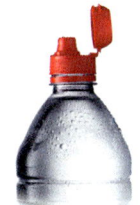

이해를 돕기 위해 얇고 가는 플라스틱 줄을 상상해 보자. 한쪽을 고정한 채로 앞으로 구부리고 뒤로 구부리고 옆으로도 구부리고 한쪽 방향으로 비틀었다가 또 반대 방향으로 비틀기를 몇 번 반복하면 마침내 그 플라스틱 줄은 부러지지 않겠는가? 물론 우리 몸의 천장관절은 부러지지는 않겠지만 이러한 시퀀스로 계속 운동을 하다 보면 천골이 예민해지고 불안정해져서 부상의 위험에 쉽게 노출된다는 것을 염두에 둬야 한다.

그럼, 이 문제를 해결하기 위한 방법은 무엇일까?

첫째, 왼쪽 자세를 했으면 계속적인 왼쪽 자세로 넘어가지 말고 다리를 바꿔 오른쪽 자세를 하여 비대칭에서 오는 스트레스와 불균형을 없앤다. 양쪽 포즈를 마친 후에는 대칭 포워드 밴드를 해서 몸을 제자리로 돌려 놓은 후에 다음 비대칭 자세로 넘어간다.

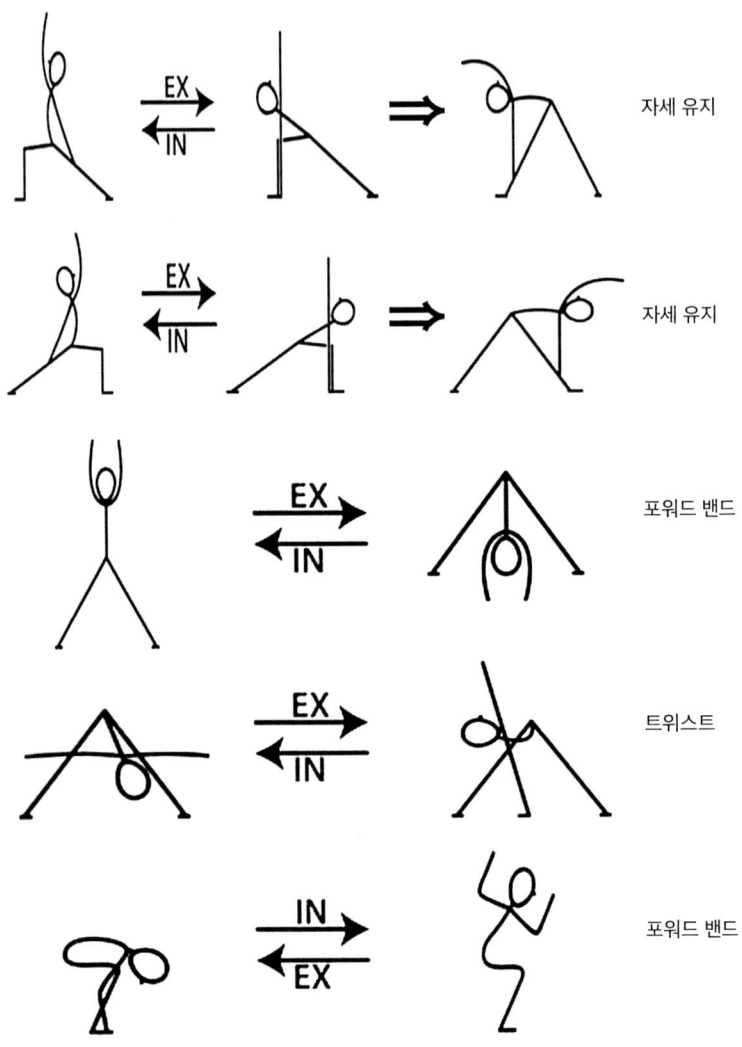

자세 유지

자세 유지

포워드 밴드

트위스트

포워드 밴드

둘째, 비니요가의 전통 시퀀스에서는 스탠딩 자세에서 요추나 천골의 움직임이 있기 때문에 그 부분에 쌓인 스트레스를 중화하기 위해서 엎드린 자세에서 업 독(Upward Facing Dog)이나 뱀 자세 등의 대칭 백 밴드 변형 자세를 함으로써 천골을 다시 제자리로 돌려 놓는 과정을 빠뜨리지 않는다. 이때 수련자는 허리에 문제가 없어야 하며 골반을 바닥으로 밀면서 상체와 하체를 같이 들도록 한다.

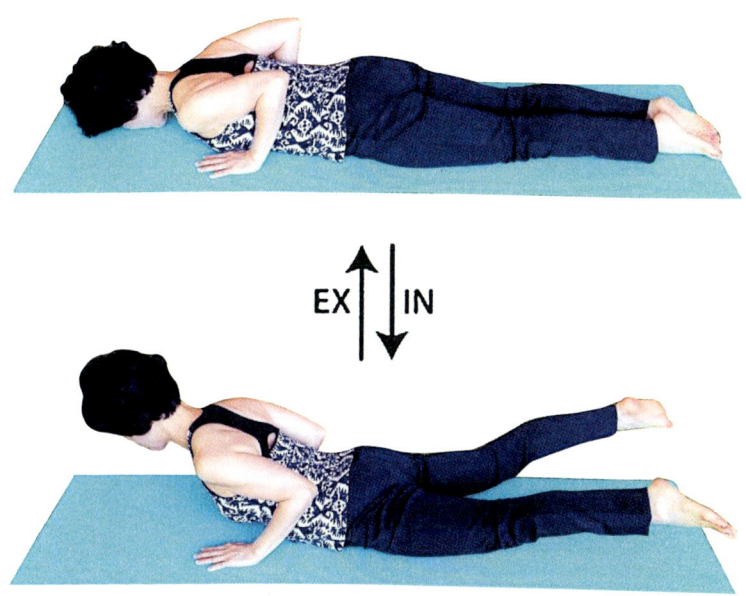

동작 설명

① 바닥에 배를 깔고 눕는다. 두 다리를 모아서 붙이고 두 손을 옆구리에 가깝게 댄다.

② 숨을 들이쉬며 손바닥을 다리 쪽으로 밀면서 가슴과 턱을 들고 다리를 넓게 벌리면서 든다. 이때 고개는 척추의 연장선상에 놓고 자연스럽게 바닥을 쳐다본다.

③ 숨을 내쉬며 천천히 몸을 내리면서 다리를 모은다.

상체를 드는 것은 골반을 바닥으로 미는 효과가 있으며 다리를 가위질을 하듯 모았다 넓혔다 함으로써 스탠딩 포즈 수련에서 약간 기울어질 수 있는 천골을 앞뒤로 움직여서 제자리로 돌아가도록 도와준다. 이 움직임은 또한 천장관절 인대를 지지하고 보호해 주어 근육을 튼튼하게 해 주는 효과가 있다.

셋째, 천골을 보호하기 위해서는 스탠딩 포워드 밴드(Uttanasana)를 할 때 무릎을 약간 구부려서 천골의 스트레스를 줄인다. 만약 다리를 쭉 편 상태에서 포워드 밴드를 하게 되면 천골은 허리 쪽으로, 골반은 다리 쪽으로 서로 반대방향으로 당겨져서 천장관절이 스트레스를 받게 되지만, 무릎을 약간 굽히면 천골과 골반이 몸 앞 쪽으로, 즉 같은 방향으로 움직여서 천장관절에 무리가 가지 않는다.

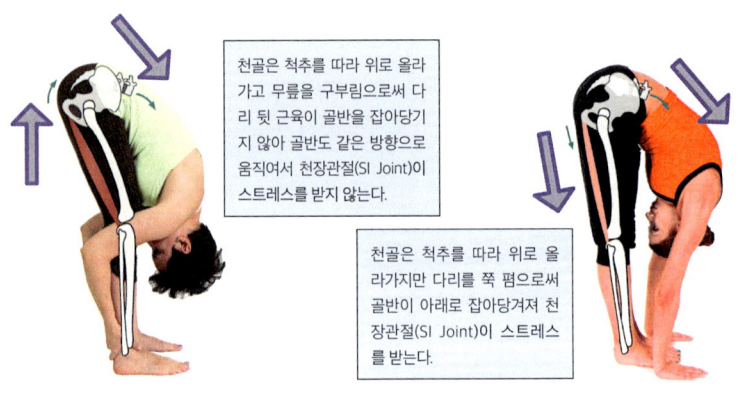

천골은 척추를 따라 위로 올라가고 무릎을 구부림으로써 다리 뒷 근육이 골반을 잡아당기지 않아 골반도 같은 방향으로 움직여서 천장관절(SI Joint)이 스트레스를 받지 않는다.

천골은 척추를 따라 위로 올라가지만 다리를 쭉 폄으로써 골반이 아래로 잡아당겨져 천장관절(SI Joint)이 스트레스를 받는다.

사진출처 www.sequencewiz.org

03
요가 선생 윤리

권위 있는 자신의 위치를 지켜라

첫째, 누군가에게 요가 선생이라고 자신을 소개하고 명함을 건 넬 때는 당신이 가르치고 있는 요가원이나 센터, 더 크게는 요가 전체를 대표하고 있다는 것을 알아야 한다. 요가를 가르치고 있는 동안 당신은 학생들 앞에서 권위 있는 존재이며 당신이 원하든 원치 않든, 의식하든 의식하지 못하든 간에 영향력을 미치고 있음을 알아야 한다. 이 영향력은 오직 긍정적인 것만을 주었을 때 의미가 있다.

둘째, 요가를 가르칠 때는 자신의 종교, 라이프 스타일, 정치적 견해, 사회적 이슈에 대한 자신의 의견, 건강에 대한 지나친 설명 등을 하지 않는다. 특히 어떤 특별한 그룹, 예를 들면 정치 단체나 기독교인을 비롯한 종교인, 채식주의자 등을 가르칠 때는 결코 자신의 견해나 의견을 표현하지 않고 치우침이 없는 중립적인 입장을 취하는 게 좋다.

셋째, 만약 어떤 학생이 당신의 수업을 좋아하지 않는다고 한다면 그것을 개인적인 상처로 받아들이지 마라. 수업을 하다 보면 그런 일은 당연히 생기게 마련인데 그럴 때 자신의 티칭 스타일을 되돌아보고 연구하는 것은 도움이 되지만, 그것을 개인적인 상처나 거부로 받아들이는 것은 옳지 않다. 차라리 그들의 선택으로 받아들여야 한다. 마치 우리가 옷 가게에 가서 옷을 입어보고 난 뒤 옷을 사지 않아도 종업원이 웃는 얼굴로 우리를 내보내는 것처럼 선생들도 웃으며 거절을 받아들일 수 있어야 한다.

넷째, 가르치는 학생과 부적절한 관계를 가져서는 안 된다. 만약 학생과의 관계를 지속하고 싶다면 선생과 학생의 관계를 먼저 끝내는 것이 우선되어야 한다. 학생들과 얼마큼 가깝게 지내는가 하는 것은 선생 자신이 결정할 일이지만 너무 가깝지도 멀지도 않은 일정한 간격을 두는 것이 바람직하다.

사적인 정보를 보호하라

첫째, 누군가 자신의 수업에 들어와 수업참관을 한다면 학생들에게 명확하게 알려서 허락을 받아야 한다.

둘째, 자기가 가르치는 다른 수업의 학생들의 연락처, 실명이나 질병을 거론하지 않으며, 자신이 가르치고 있는 센터나 요가원의 내부 정보를 밖으로 유출하지 않는다. 또한 자신이 일하고 있는 곳의 대표, 매니저나 동료 선생, 학생들에 대해 뒷담화를 하지 않아야 한다.

자신의 요가 계보와 스타일을 존중하라

자신이 배운 여러 요가스타일을 믹스해서 가르치는 것은 윤리적으로 어긋남이 없지만 자신이 배운 정통 요가 스타일을 존중하고 따라야 한다. 또한 수업에서는 언제나 진실만을 얘기하며 자신의 생각과 믿음이 정통 요가 가르침과 어긋남이 있는지 살피고 분리할 줄 알아야 한다. 요가의 목적은 다 같으므로 다른 요가 스타일에 대해 비난하거나 험담하지 말아야 한다.

지속적인 자기 계발을 하라

당신이 모르는 것은 가르치지 말라. 그러나 당신이 알고 있는 것을 폄하하지도 말라. 필자의 스승인 트레이시의 말이다. 학생들에게 자신도 계속 배우는 학생임을 밝히고 겸손한 태도를 가지며 기회가 될 때마다 다른 선생의 수업에 참여하여 배우고, 읽고, 세미나에 등록하여 지속적인 자기계발을 하도록 한다.

첫째, 요가 티칭을 즐겨라! 실수를 통해 배우는 것을 두려워하지 말고 일단 가르쳐라! 가르치는 것이 가장 좋은 배움의 기회이다. 가르치고 배우는 것에 대한 열정을 끝까지 잃지 마라.

둘째, 끊임없는 자기수련만이 어떠한 방해에도 열정과 성실함을 잃지 않으며 지치지 않고 아주 오랫동안 요가를 가르치게 한다. 그리고 요가는 단지 '아사나'가 아님을 기억하라. 요가매트 밖에서도 요가와 함께 살고 요가는 생활 자체, 그 이상임을 항상 잊지 말자.

통합적 마케팅을 하라

첫째, 요가 선생은 의사가 아님을 알아야 한다. 요가가 많은 경우 질병을 낫게 하고 고통을 덜어줌으로써 학생들을 좀 더 빨리 에너지 밸런스가 맞춰진 건강한 몸으로 돌아가게 할 수 있지만, 의료적 관점에서 처방을 하거나 요가를 통해 얻어지는 이득에 대해 과대포장 설명하지 않아야 한다.

둘째, 언제나 자신이 수업 중에 약속한 것에 대해서는 지킨다. 다음 주에 어떤 자료를 보여주겠다 했으면 가져오고, 또 어떤 포즈를 공부하겠다 했으면 그 포즈를 수업 중에 학생들에게 가르쳐야 한다.

셋째, 자신의 요가자격이나 수련 경력을 과대포장하지 않는다. 요가 선생(Yoga Teacher)을 요가 치료사(Yoga Therapist)로 소개하지 않으며, 자신이 가지 않은 세미나나 워크숍에서 나온 얘기들을 실제로 참여해서 들은 것처럼 과장해서 말하지 않아야 한다.

넷째, 대부분의 요가 선생들은 여러 장소에서 가르친다. 요가원이나 센터의 허락 없이 의도를 가지고 학생이나 동료 선생들을 다른 장소로 소개하고 데려가지 않는다. 오히려 자신이 일하고 있는 곳에 도움이 되게끔 말이나 행동으로 마케팅을 한다.

The best Yoga

Lida Certified Yoga Instructor will teach you how to maintain the integrity of the spine as the structural core of the body by building strength and flexibility from the inside out. She can offer the best class for you and is suitable for all fitness levels.

Gentle Yoga; Created for those new to yoga or looking for a gentler practice. The class will offer meditation, fluid movement, gentle stretching, restorative poses, and a period of relaxation.

Flow Yoga; This rhythmic class designed to help aid in stress reduction, increase flexibility, and release muscle tension

Chair Yoga is one of the gentlest forms of Yoga. It consists of the basic yoga poses and flows while making use of a chair. This form of yoga is great for those who are new to yoga or individuals who have had some form of injury that prevents them from engaging in more active forms of yoga.

Beginning Yoga; Created for those new to yoga Lida will help you to learn step by step with gentle and fluid movements.

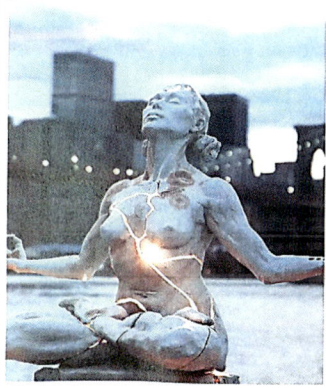

Wednesday

Chair Yoga 3:00pm
Beginning Yoga 4:00pm
Flow Yoga 5:00pm

Saturday

Gentle Yoga 9:00 am
Gentle Yoga 10:00 am

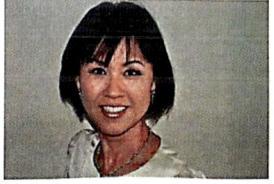